Isis Estrada

# REIKI

Curso Completo con los tres niveles
de acuerdo a la enseñanza tradicional del
Dr. Mikao Usui

# Isis Estrada

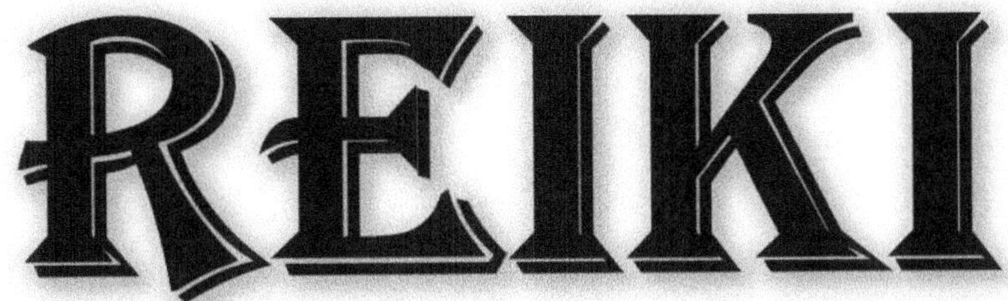



Curso Completo con los tres niveles
de acuerdo a la enseñanza tradicional del
Dr. Mikao Usui

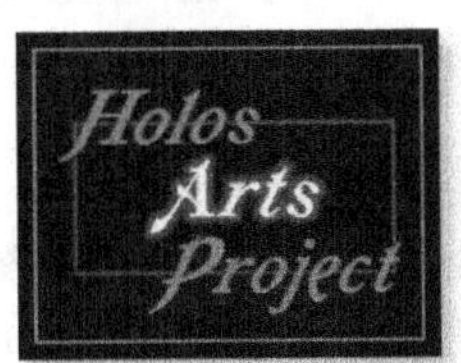

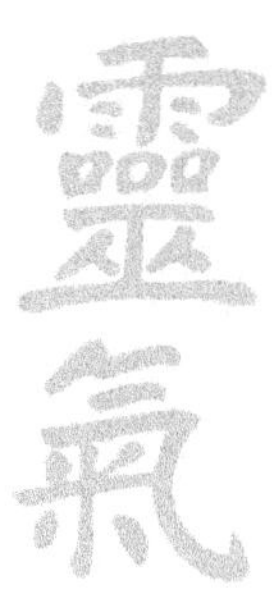

# CONTENIDO

**Sección III: Shinpiden, el Maestro. Nivel III**



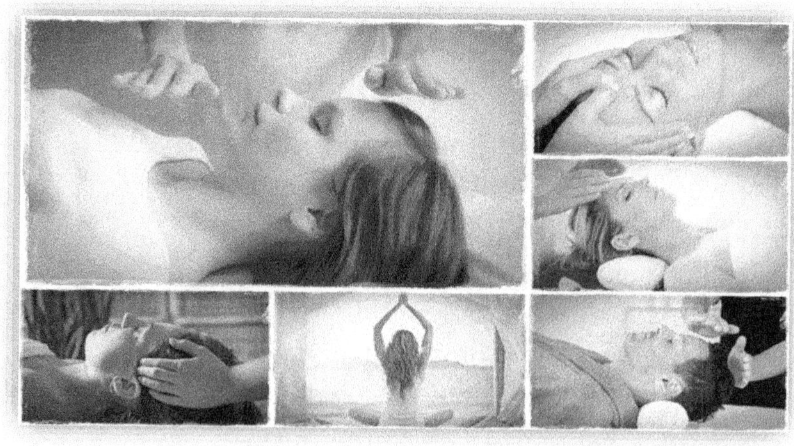

En la actualidad, los seres humanos nos hemos desconectado totalmente de la noción de pertenecer integralmente al universo. Quizás, de esa desconexión se deriven todas las afecciones "modernas" de la salud física, mental y emocional: hipertensión, diabetes, ansiedad, depresión, etc. La fragmentación de la sociedad, el individualismo –y sus consecuencias: el egoísmo y la infelicidad- son resultado también del espejo en pedazos en que hemos convertido nuestra realidad.

El universo somos nosotros. La naturaleza somos nosotros. Esta noción básica y tan importante se ejerce mejor en el antiguo oriente, con sistemas de sanación holista que datan con varios milenios de antigüedad. Me estoy refiriendo concretamente a China, la India o Tíbet. Otras culturas, ya desaparecidas como la tolteca de México, o el antiguo Egipto, se llevaron consigo sus conocimientos, aunque en sus vestigios se intuye la utilización de la energía como medicina.

En varios años de experiencia como psicoterapeuta, me he percatado de la relación estrecha entre mente, cuerpo y emoción. Lo que uno piensa, lo que uno hace, y lo que uno siente, determinan el bienestar o malestar integral de la persona. La vocación de ayudar a mis pacientes, más allá de la psicoterapia (que se concentra en la mente y emoción) me llevó de manera natural a la exploración de las terapias complementarias, en este caso en particular, la energética. El Reiki resultó ser la pieza faltante del rompecabezas humano. Ahora, considero virtualmente imposible tratar dolencias psicológicas sin tomar en cuenta la relación del paciente con la energía universal de vida. En occidente, tal concepto resulta extravagante, pero en Oriente, el yoga, el ayurveda y la acupuntura lo han manejado por milenios, de manera cotidiana.

De acuerdo a los científicos de la NASA, el universo está compuesto por 4% de materia y energía que percibimos con nuestros sentidos comunes; un 23% de materia aún por descubrir; en tanto que el 73% restante está compuesto de una energía desconocida, un tipo de energía entretejida en lo que pensábamos era espacio vacío, y que los científicos aún no pueden explicar, pero que pueden percibir a través de sus efectos en todo lo que existe. Los antiguos la denominaban de diversos nombres, pero a partir de 1922, el médico japonés Mikao Usui la denominó Reiki, y organizó su sistema de conocimiento en una técnica de sanación concreta, y que ahora tengo la dicha de compartirle a usted, a través del presente libro. Una energía utilizada por chamanes, sanadores, psíquicos y médiums, capaz de transformar y curar a las personas, a los animales, y todo tipo de sistema orgánico; porque es la energía primordial, la fuente principal de la fuerza cohesiva del universo.

El Reiki despertará tus sentidos psíquicos, armonizará todos los niveles de tu ser, y te permitirá ayudar a ti mismo y a los demás. Miles de personas en todos los países del mundo ya se están beneficiando de esta maravillosa energía. Y a partir de hoy, podrás utilizarla también. Bienvenido a esta evolución energética.


Dra. Isis Estrada.

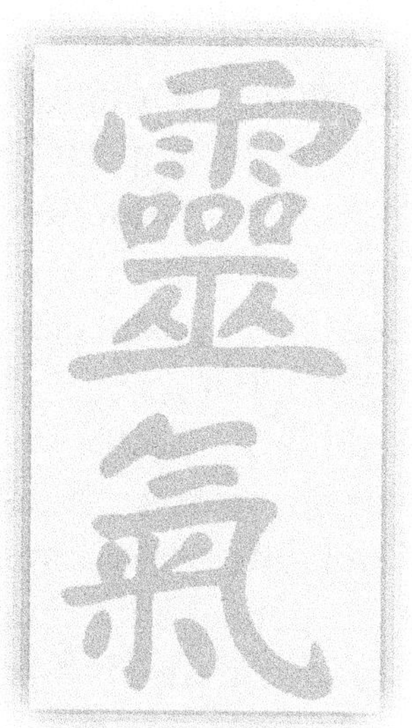

# Sección I:
# Shoden, el Principiante

# Nivel I

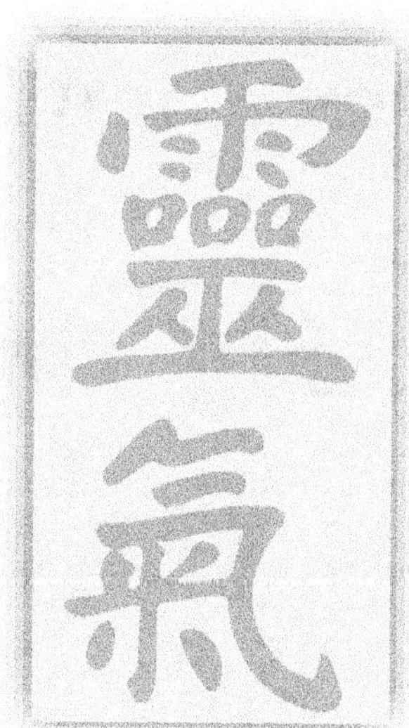

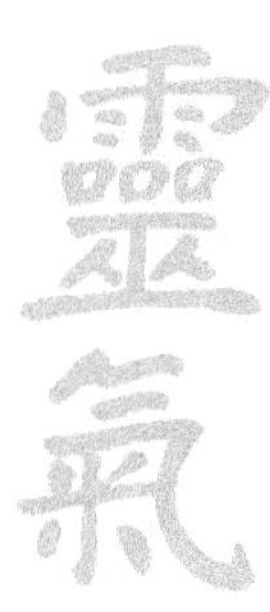



Todos nacemos con el poder latente de curarnos a nosotros mismos, y a los demás. Nuestro ser constante e instintivamente busca el balance y el equilibrio. El Reiki es la energía que conecta nuestro ser superior con todo lo que nos rodea. Nuestros ancestros de todas las culturas preservaban la sabiduría innata que utilizaban para sanarse y conservar la vitalidad. Con el paso del tiempo, y la obsesión del hombre moderno por centrar su atención en el exterior del ser, hemos perdido la habilidad de acceder la energía vital que forma parte del entretejido del universo.

Ya que el Reiki es un conocimiento que se transmite de maestro a estudiante, tengo reservadas tres sintonizaciones a distancia para ti (correspondientes a cada uno de los niveles), que te ayudarán a potenciar aún más el uso de la Energía Reiki. Más tarde, en el libro, te explicaré cómo puedes ponerte en contacto conmigo, para programarlas.

Todo en el universo es energía. Aún aquello que consideramos materia. Si dividimos las partículas que componen un átomo, encontraremos energía en un estado puro.

El Reiki es un estilo de vida. Significa despertar a nuestro entramado energético para poder estar en sintonía con la energía vital universal. Emprender este camino es llenarse de gozo, de salud física, mental y emocional, y de volverse uno con el cosmos.

El Reiki nos conecta con todo lo que existe, y de esa conexión surge una mayor vitalidad que puedes canalizar en todos los aspectos de tu ser, y hacia tus semejantes por igual.

Tu búsqueda de una mayor riqueza interior te ha traído hasta aquí. Felicidades. Que todo lo que aprendas en este libro sea de gran beneficio para ti y para los demás. ¡Que así sea!

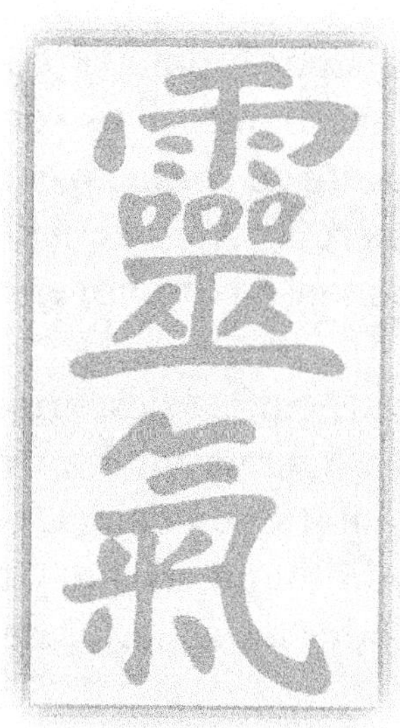

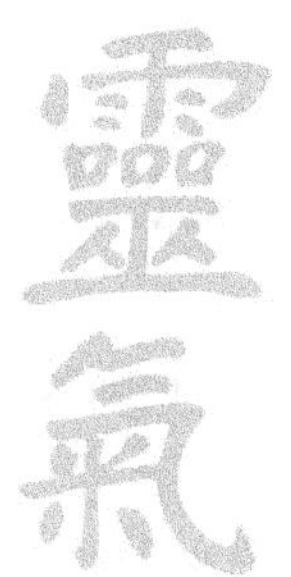



Como seres humanos trascendentes, tenemos derecho a usar nuestras capacidades energéticas para la sanación. Retomar la técnica del Reiki en nuestra sociedad contemporánea, es reclamar lo que nos corresponde, regresar a aquellos métodos de curación que nuestros ancestros utilizaban.

Reiki es una palabra japonesa compuesta de dos sílabas, que juntas significan "Energía Universal de Vida".

La figura 1, nos muestra la forma más antigua de representar la palabra Reiki, mientras que la figura 2 es más moderna. Existen diversos estilos caligráficos de representar la palabra "Reiki", pero el más utilizado en la actualidad es el de la figura 2.

"Rei" significa "universal", mientras "Ki", la segunda sílaba, puede traducirse como "energía de vida". El término japonés "Ki" es similar al término "Qi" o "Chi" de China, y es equiparable al "pneuma" griego, al "akasha" hindú, o al "teyolia" de los toltecas.

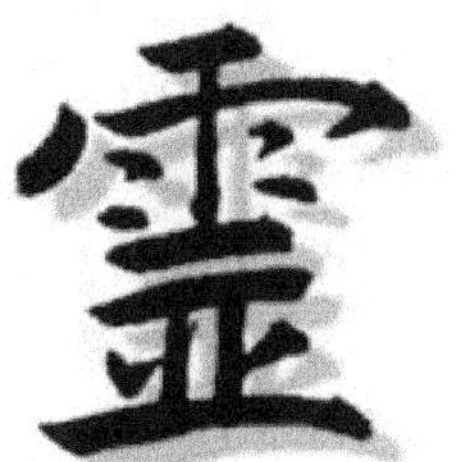
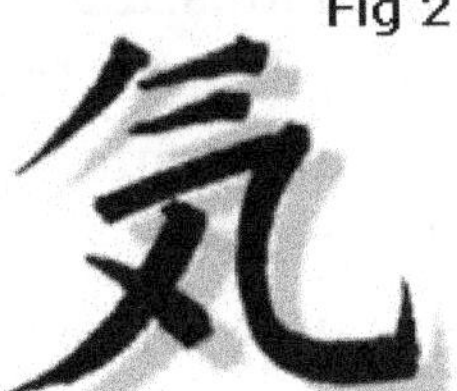

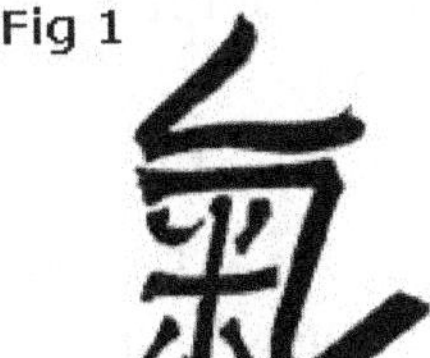

Fig 1    Fig 2

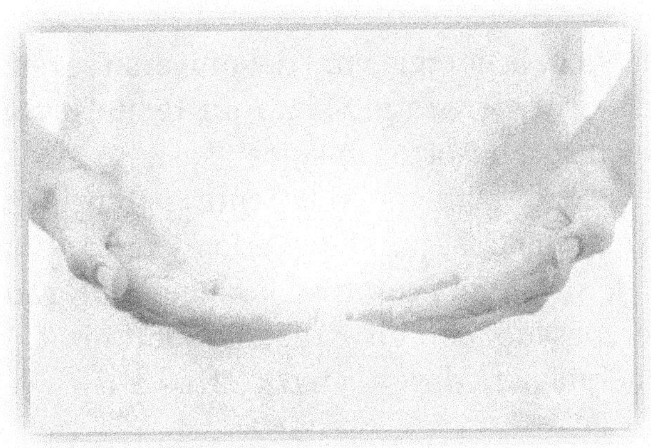

### ¿Qué es el Reiki?

De acuerdo a la tradición Usui Ryoho, y a la experiencia de muchos años de varios maestros y practicantes en todo el mundo, se puede afirmar que el Reiki:

* Es una energía que tiende a brindar estabilización a los organismos vivientes, a lugares y situaciones; lo cual se traduce en términos de salud, armonía y protección.

* Es un flujo positivo, es decir, que únicamente se accede a él cuando se utiliza para el beneficio de uno mismo, de los demás, y sin fines egoístas. Cuando la motivación es malévola o materialista, simplemente se bloquea el flujo de Reiki.

* Al Reiki se accede de manera voluntaria. Es decir, que cuando la persona no desea ser curada o beneficiada por el Reiki, se produce una barrera entre el individuo y la corriente de energía del sanador Reiki.

* El Reiki existe y fluye en todas partes. El sanador, lo único que hace es convertirse en un potenciador y canalizador de dicha energía, dirigiéndola conscientemente hacia lo que desea sanar. El sanador no es quien cura... es el Reiki quien lo hace.

* El Reiki es una energía inteligente que encuentra sus propias vías de sanación. Es gratuita y libre. Los seres humanos intuimos que podemos utilizarla, sin embargo, nuestros Chakras funcionan pobremente debido nuestras emociones negativas y a nuestros apegos materialistas. La manera de poder canalizar la energía Reiki es únicamente después de una sintonización, para iniciar su activación con el flujo universal de vida.

* Está demostrado que la sintonización sólo puede ser transmitida de persona a persona; es decir, de maestro a estudiante.

* Absolutamente todas las personas tienen la capacidad potencial de acceder al Reiki.

* El Reiki es considerado una terapia complementaria. Nunca debe sustituir un tratamiento médico convencional. Cualquier tipo de terapia energética es un apoyo, y contribuye a un más rápido mejoramiento de la persona.


### ¿Cómo funciona el Reiki?

Tal y como se mencionó, la energía vital del universo se encuentra en todas partes. Es una energía creadora y regeneradora. Como un tejido invisible, le da cohesión al universo, permea todo, incluso a nosotros mismos.

Al utilizar el Reiki, de manera consciente potencializamos esa energía, la canalizamos hacia nuestros Chakras, para activarlos y de esa manera beneficiarnos en todos los niveles del ser, de su energía curativa. Podemos curarnos a nosotros mismos y, posteriormente de haber pasado por un ritual de sintonización, funcionamos como canalizadores de dicha energía para dirigirla hacia otros seres.

Después de manifestar la intención de canalizar la energía, el Reiki comienza a fluir hacia el sanador, a ingresar desde su séptimo Chakra, el Chakra de la corona, e impregna a los otros 6 Chakras, activándolos paulatinamente, en un flujo constante. Para la transmisión del Reiki, éste desde el Chakra de la garganta se ramifica hacia las manos, de manera que el sanador pueda irradiar a través de ellas la energía para la curación.

Es importante mencionar que el despertar de los Chakras no ocurrirá de golpe, ni aún después de una sintonización. De ser repentino, produciría descontrol. Es un proceso gradual. El despertar de los Chakras se produce poco a poco, para darle al individuo oportunidad de acostumbrarse y de dominar la energía del Reiki, que se va activando en su ser.

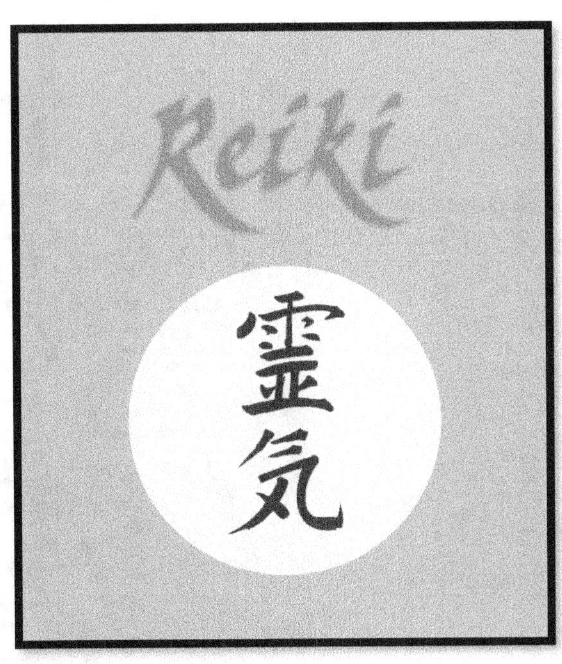

# 3. ¿CUÁLES SON LAS PRINCIPALES TRADICIONES DEL REIKI?

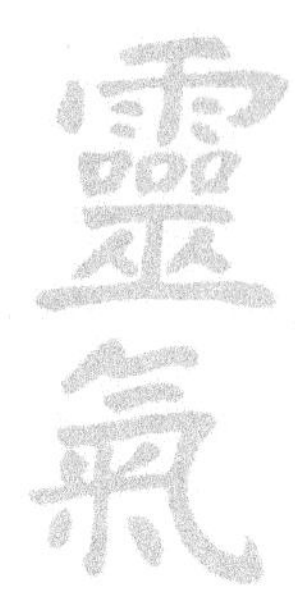

Existen diversas tradiciones, con sus manuales de conocimiento, símbolos y rituales. Es importante recalcar que el Reiki fue redescubierto para la era moderna, en el año 1922 y no le pertenece a nadie, es de todos. También, cada día se van encontrando nuevas formas de utilización. En esta sección mencionaremos las tradiciones más importantes dentro del ámbito del Reiki en el mundo.

## a. La tradición japonesa tradicional (Usui Ryoho)

Fundada por Mikao Usui en 1922, y difundida posteriormente en occidente por sus sucesores inmediatos: Chujiro Hayashi y Hawayo Takata. Consta de tres niveles: principiante, practicante y maestro. Es la forma más apegada al Reiki original.

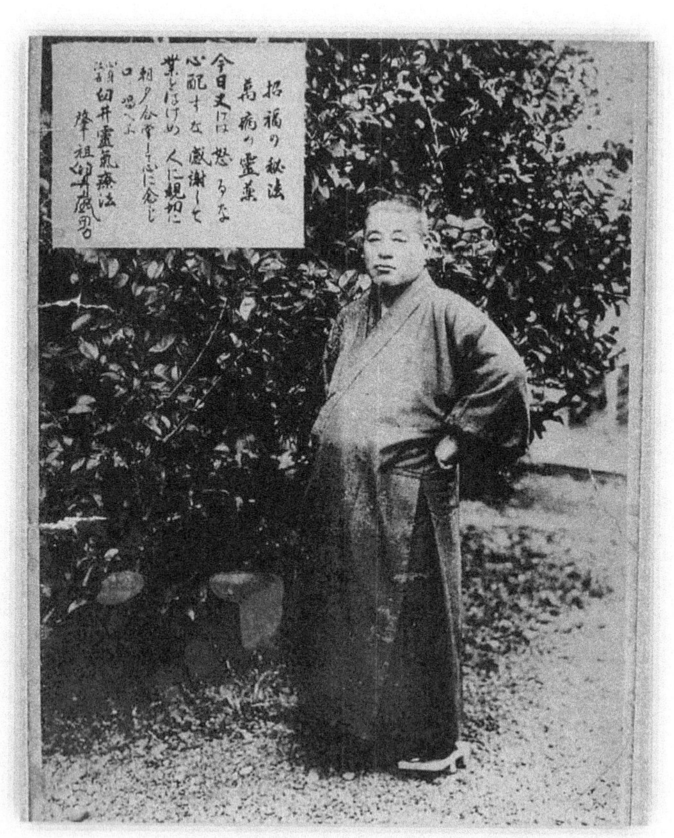

## b. La tradición del Reiki Tibetano

Creada por el estadounidense William Rand, incorpora elementos y símbolos tibetanos, dividiendo las enseñanzas en cuatro niveles.

## c. La tradición del Reiki Karuna

También elaborada por William Rand, sincretiza enseñanzas hinduistas dentro del caudal de conocimientos del Reiki.

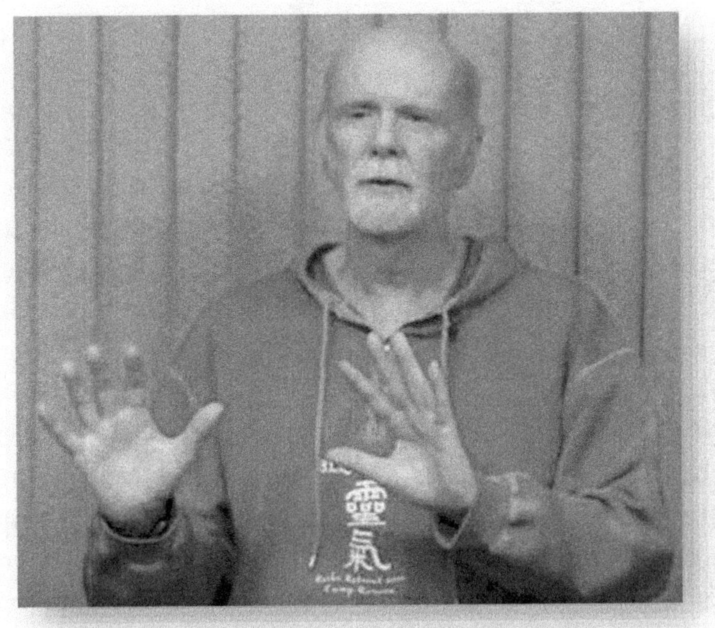

En el presente libro exploramos directamente la sabiduría de la tradición Japonesa tradicional, Usui Ryoho, pues se considera la más pura, y que se apega a la búsqueda original de tan importante sistema de enseñanza, por parte del Dr. Mikao Usui.

# 4. ¿CUÁLES SON LOS NIVELES DEL MANEJO DEL REIKI?

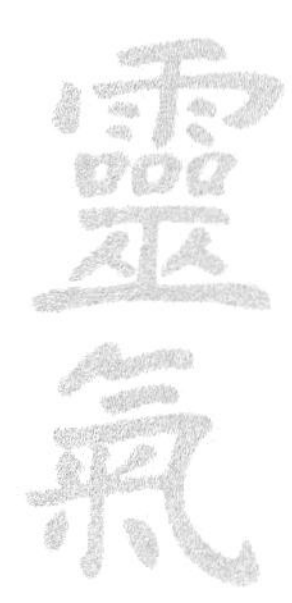

### Nivel 1. Shoden: el principiante.

En este nivel, se produce la primera aproximación a la energía Reiki. Se incorpora como un sistema de vida, una filosofía, y una visión del universo. El estudiante, utiliza el Reiki para sanarse a sí mismo y aprende a aplicar la energía hacia los demás. Recibe su primera sintonización, la cual abre paso al incremento gradual del flujo del Reiki dentro de su ser.

### Nivel 2. Okuden: el practicante.

En este nivel, se intensifica la práctica del Reiki, convirtiéndola en algo cotidiano e integrado a la vida diaria. El estudiante aprende los variados símbolos y sabe utilizarlos. Se adentra también en las nociones de la curación cuántica, en tanto que el Reiki tiene la capacidad de emplearse sin limitaciones de tiempo-espacio. Recibe una segunda sintonización, la cual lo apoya en el incremento del despertar de sus Chakras.

### Nivel 3. Shinpiden: el maestro.

Aunque este nivel implica el dominio de la técnica del Reiki, también simboliza el nivel de compartir, de transmitir el conocimiento a los demás. El maestro Shinpiden reconoce con humildad que el Reiki le pertenece a todos, por lo tanto se prepara para transmitir esta maravillosa técnica a sus estudiantes. Recibe las herramientas técnicas para realizar sintonizaciones a sus discípulos, así como la sabiduría para acceder a niveles más avanzados de cirugía cuántica.

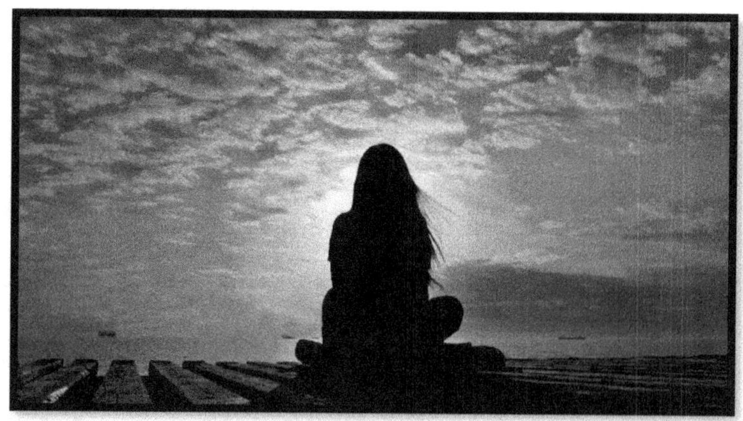



Isis Estrada / *Reiki*

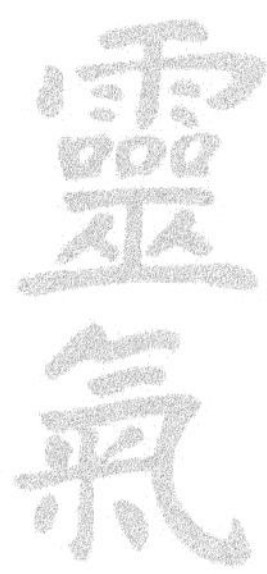



Explicaré de forma muy simple cómo es una sesión de Reiki. La terapia debe realizarse en un espacio libre de interrupciones, o de sonidos que distraigan; y donde el paciente pueda relajarse, y olvidarse por unos momentos del mundo exterior.

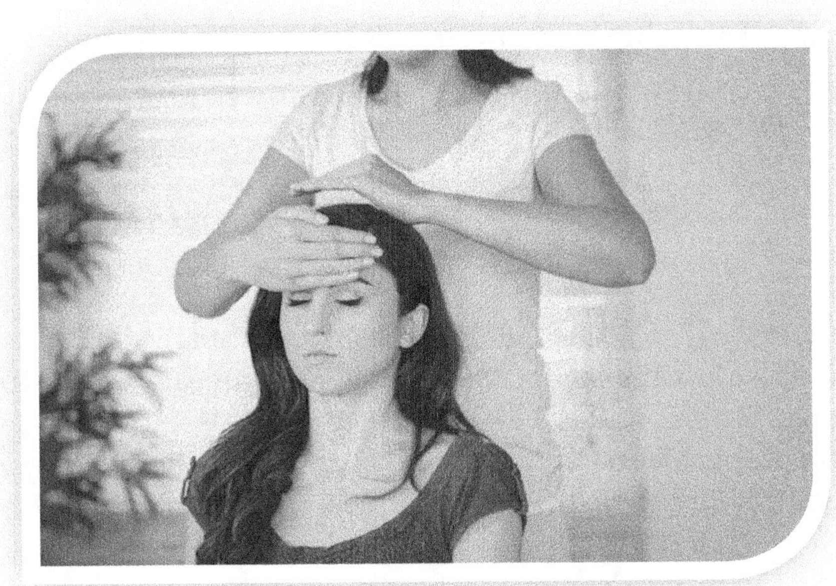

Durante una sesión típica de Reiki, el paciente permanece sentado, o acostado, con los ojos cerrados y en un estado de total tranquilidad, mientras que el sanador Reiki mantiene sus manos a corta distancia del cuerpo, o hace contacto con el cuerpo del paciente, si éste así lo permite. La energía se dirige en puntos muy específicos y a intervalos regulares. En la autosanación, la persona impone sus manos sobre sí misma. Una sesión de Reiki regularmente dura entre 45 minutos y una hora.

En lo particular, recomiendo platicar con el paciente brevemente antes de entrar a la etapa de transmisión del Reiki. Hacerle preguntas sobre su bienestar mental y emocional. Recordemos que somos seres holistas, y es importante que el terapeuta Reiki también considere esos aspectos integrales dentro de la sanación. El paciente viene a curar su cuerpo, pero también su alma, y nosotros somos literalmente las manos de ayuda que en ese instante necesita.

# 6. CONSEJOS PARA INCREMENTAR
## EL FLUJO DE ENERGÍA

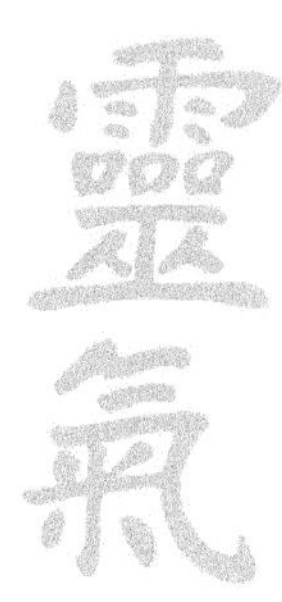

- Ingerir alimentos y bebidas que provean al cuerpo de los nutrientes necesarios.

- Hábitos físicos, mentales y emocionales saludables

- Pasar tiempo al aire libre, en contacto con la naturaleza y respirando aire puro.

- Meditación, introspección.

- Vivir en ambientes positivos y armoniosos.


Nuestro potencial es tremendo, sin embargo, para llegar a desarrollarlo plenamente es necesario cambiar la manera en que enfocamos nuestro mapa de la realidad. Pensar en términos Reiki, significa pensar que somos capaces de tener las riendas de nuestro propio bienestar, que podemos controlar la forma en que enfrentamos al mundo. Nos sentimos parte del flujo universal de energía. Somos el flujo. Somos el Reiki.

Reiki es un gran regalo del universo del que la mayoría permanece ciego. Aunque todos tenemos la capacidad de acceder a esa energía, muchos continúan con sus ojos cerrados a ella, aunque intuitivamente la busquen. Como un espejo empañado que no refleja la luz, quizás esa sería la mejor metáfora para quienes no utilizan el Reiki en sus vidas cotidianas.

El Reiki no es algo mágico ni reservado para unos cuantos. Tampoco es un recurso agotable, ni nadie tiene los derechos exclusivos para su uso. El Reiki es para todos, y debería integrarse como parte de nuestro paradigma de existencia.

Lo único necesario para manifestar el Reiki en nuestra vida es... la voluntad de hacerlo.

## Dr. Mikao Usui

Mikao Usui (15 de agosto de 1865 – 9 de marzo de 1926) es el fundador del sistema de sanación energética denominado Reiki. Según la inscripción que figura en la lápida de su tumba, situada en el templo Saihō-ji de Kioto, Usui nació el 15 de agosto de 1865 en la villa de Taniai, distrito de Yamagata y prefectura de Gifu (Japón).

Usui nació dentro de una familia que había practicado el budismo Zen por once generaciones. Estudió medicina alópata con diversos doctores occidentales. Cuando trabajaba en un hospital de Tokyo, Usui resultó contagiado de una epidemia de cólera. Estuvo al borde de la muerte, y vivió diversas experiencias espirituales antes de curarse por completo. Ello motivó a Usui a regresar a las tradiciones de sus antepasados, y a concentrarse en el estudio de la medicina ancestral de oriente.

En su búsqueda, se apasionó por el estudio de una fuerza o energía que varios sanadores practicaban en épocas remotas. Incluso, llegó a enseñar varios cursos en escuelas sobre este tema. Un alumno, cierto día le inquirió: "Y esta energía de la que tanto habla... ¿usted mismo la practica?". Avergonzado por tener que admitir que su conocimiento era académico, no vivencial, lo abandonó todo, su trabajo y su hogar, para vivir una vida de ascetismo, con la determinación fija de encontrar el Reiki, aunque le costara la vida.

Dijo a sus seres queridos: "Si en 22 días no he encontrado el Reiki, vayan a recoger mi cuerpo".

En algún momento de 1922, Mikao Usui subió al monte Kurama de Kioto para enfrascarse en varios días de ayuno, meditación y concentración. Recogió 21 piedras, y las colocó frente a sí mismo. Cada piedra, representaba un amanecer sin haber encontrado el Reiki. De tal manera que, cada vez que el sol salía, Usui aventaba una de las piedras lo más lejos de sí que podía. Los días pasaban, y las piedras se iban agotando. Sus sentidos se debilitaban, y finalmente sólo le quedaba una sola piedra.

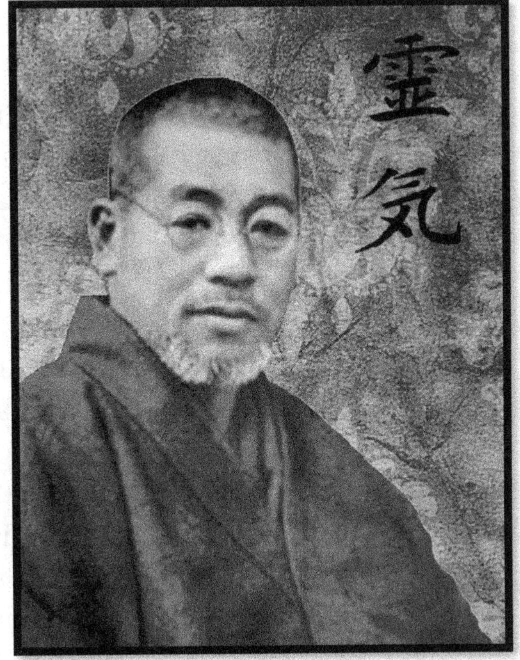

En aquél último día, Usui pidió con toda la fuerza y el fervor de su ser, poder entrar en contacto con la energía del Reiki. De pronto, un rayo de luz brillante apareció y le pegó justo en el Chakra coronario, derribándolo y haciéndole perder el sentido. Durante varias horas se sumió en un estado de trance, en el que varios símbolos le fueron revelados. Finalmente despertó, y todavía aturdido, comenzó a bajar el monte, sin saber a ciencia cierta qué era lo que le había ocurrido. En el descenso tropezó, y su pie comenzó a sangrar. Instintivamente, colocó sus manos sobre los pies y la sangre dejó de manar, al igual que dejó de sentir dolor.

Al llegar a la ladera del monte, entró a un mesón y pidió algo de comer y beber. La mesonera apareció con un diente infectado e hinchado. Usui le preguntó si podía ayudarla a aliviarse imponiendo las manos sobre su quijada. Y efectivamente, la hinchazón cedió así como el dolor de la mujer. Posteriormente, al llegar al monasterio donde esperaban su regreso, encontró al anciano abad postrado en su cama por un ataque de artritis. Mikao Usui colocó sus manos sobre el monje, y muy rápidamente los dolores desaparecieron. Todos estos hechos son denominados los "milagros del Reiki" y han llegado a nuestros días como parte de la historia temprana del Reiki.

Usui denominó Reiki a este sistema de sanación natural, basado en utilizar la energía vital universal para armonizar y favorecer la salud de uno mismo y la de los demás.

Ese mismo año, Mikao Usui fundó en Tokio "Usui Reiki Ryoho" (escuela depositaria del Reiki tradicional japonés) y se esforzó en enseñar y tratar con Reiki a muchas personas. En septiembre de 1923, un intenso terremoto devastó el área metropolitana de Tokio, dejando tras de sí gran cantidad de heridos y sufrimiento. Usui atendió a un ingente número de damnificados. Falleció el 9 de marzo de 1926 en Fukuyama, habiendo iniciado a 21 maestros.

## Chujiro Hayashi

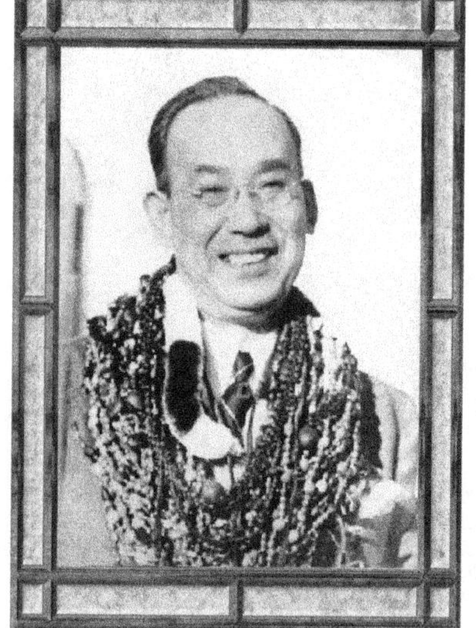

Antes de fallecer, el 9 de marzo de 1926, Mikao Usui otorgó la maestría del conocimiento del Reiki a diversas personas, y, entre ellas, destacó a Chujiro Hayashi como sucesor, entregándole la responsabilidad de transmitir y mantener intacta la tradición del Reiki. Hayashi era doctor en medicina y comandante de la Marina Imperial japonesa. Fue el segundo Gran Maestro Reiki y fundó la primera clínica de Reiki en Tokio.

Hayashi sistematizó el método y lo enfocó hacia una vertiente más terapéutica, haciendo hincapié en la curación física y utilizando un conjunto de técnicas más codificado y simple. Entre sus aportaciones más notables habría que destacar el desarrollo de un sistema propio de posiciones de las manos, además del tratamiento en tres zonas del cuerpo (parte frontal del tronco, cabeza y espalda).



Isis Estrada / Reiki

También creó su propio manual de tratamiento. Es a menudo considerado como principal discípulo de Usui y segundo Gran Maestro de Reiki. En 1938 Hayashi certificó como maestra a Hawayo Takata, ayudándola a llevar el Reiki a Hawái y de allí a occidente. Durante su vida, Hayashi inició a 13 maestros.

El 11 de mayo de 1940, durante la Segunda Guerra Mundial, y ante la exigencia de la Marina Imperial japonesa de presentarse al frente a luchar, Hayashi determinó en hacerse harakiri como forma de protesta, pues sus ideales Reiki le impedían hacer daño a los demás.

## Hawayo Takata

Hawayo Takata trajo el Reiki al mundo occidental. Su mayor logro es el traspaso de esta modalidad de sanación espiritual del Este al Oeste.

Nacida el 24 de Diciembre del año 1900 en Hanamaulu, Hawái (EE.UU.) en una familia de inmigrantes japoneses, se crio con un pie en la versión americana de la cultura occidental y el otro pie en la versión japonesa de la cultura oriental.

He aquí un breve resumen de su biografía:

Viuda, desconsolada y frágil, a mediados de los años 30 se encontraba en delicado estado de salud en Hawái, con una variedad de graves dolencias abdominales. Buscando una cura, viajó a Tokio para recibir atención médica en la que fue programada para una cirugía, ya que sus problemas eran potencialmente peligrosos para su vida. En el último minuto canceló la operación pues su intuición le decía que no era necesario. Luego preguntó a los cirujanos si existía algún lugar al que pudiera acudir para lograr un remedio no-quirúrgico. El cirujano le dio la dirección de la clínica dirigida por el doctor Chujiro Hayashi.

Takata recibió tratamientos de Reiki y se curó de sus dolencias graves, que incluían entre otras la vesícula biliar y apendicitis. Ella se quedó un tiempo más, para aprender Reiki por parte del Dr. Hayashi, y éste la inició en ese periodo hasta el segundo grado. En 1937 Takata regresó a Hawái en buen estado de salud para establecer una práctica de Reiki, que pronto fue ocupando todo su tiempo.

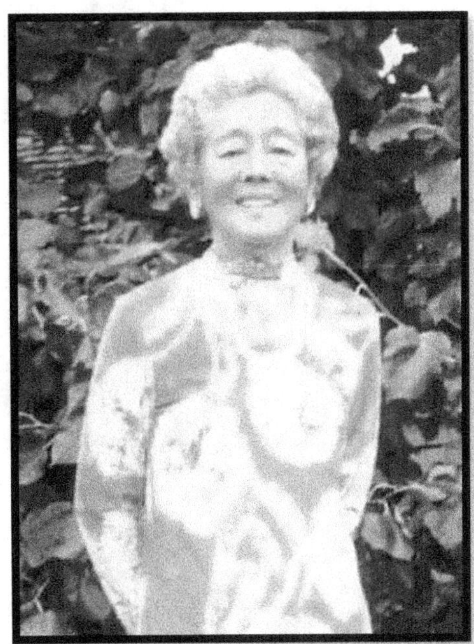

Takata fue designada en 1940 como sucesora del Dr. Hayashi. La Sra. Takata volvió a Hawái y durante los siguientes 30 años fue profesora de Reiki y formó una clínica.

Hasta 1970, la Sra. Takata no había iniciado a ningún maestro de Reiki, aunque decenas de personas habían sido formadas como profesionales por ella.

Al parecer, tomando conciencia de su avanzada edad, comenzó a entrenar Maestros de Reiki entre 1970 y 1980. El número varía dependiendo de quién cuente la historia, pero al parecer inició hasta 22 personas como Maestros de Reiki durante esa década, en EEUU y Canadá.

La Sra. Takata murió el 11 de diciembre de 1980.

Como se mencionó anteriormente, la gran contribución de Hawayo Takata consistió en hacer del Reiki algo más accesible para occidente. La naturaleza exclusiva de las organizaciones de Reiki en Japón, lo hicieron muy exclusivo y en cierta manera contradecía el principio original del maestro Usui: hacer de la energía Reiki algo que las masas pudieran utilizar. Gracias a Takata y a sus discípulos, el Reiki fue ampliamente enseñado a través del mundo, hasta llegar a la fecha a contar con más de un millón de maestros y casi cuatro millones de practicantes, aproximadamente, cantidad que sigue creciendo.

Sólo existe un Reiki. Nadie tiene derecho a reclamarlo como su propiedad. El Reiki es de la humanidad y del universo. Como practicantes, tenemos la obligación de compartir y promoverlo, así como de integrarlo a nuestra vida y visión de la realidad.

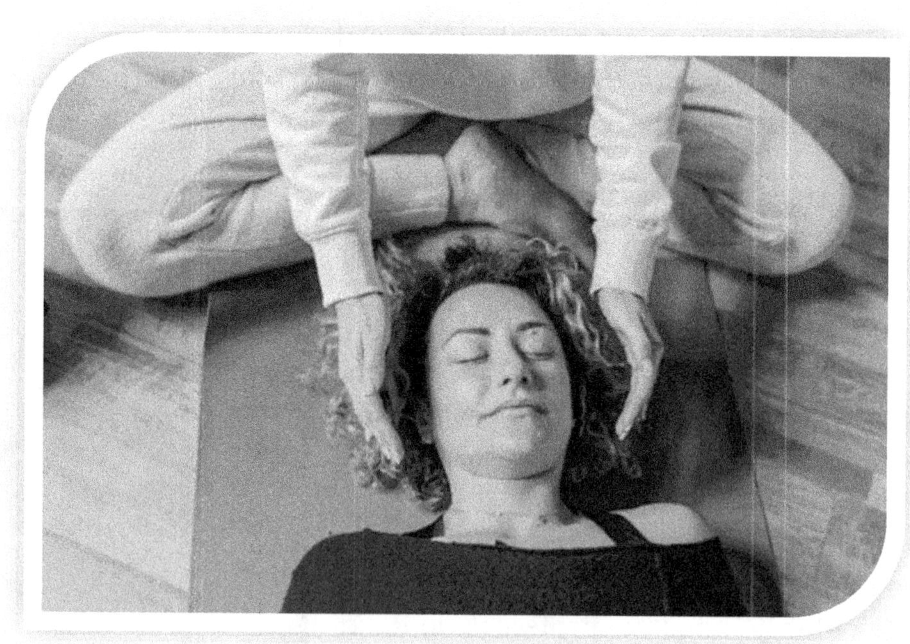

Tal y como tuviste la oportunidad de conocer en la clase anterior, el Reiki fue redescubierto por el doctor Mikao Usui en 1922, y debido a sus características, esta energía se ha transmitido de maestro a discípulo desde entonces. A través de este curso, mi deber es transmitirte el conocimiento y la energía a ti, pero antes, es importante, que conozcas tu linaje. Uno de los más puros, y tradicionales. Tú llevas ahora la antorcha, y te corresponde también transmitirla.

### LINAJE REIKI

Mikao Usui

Chujiro Hayashi

Hawayo Takata

Phyliss Furumoto

William Rand

Elizabeth Gilberg

William Tupkal

Ann Mayner

Pam Shelly

Lisa Powers

Isis Estrada

- TÚ –

# 9. LOS PRINCIPIOS DEL REIKI

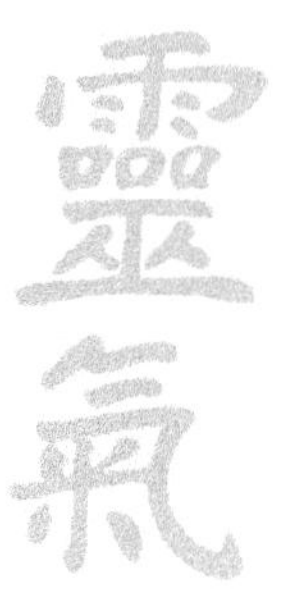

Existen muchas versiones de los Principios de Reiki, que fueron adaptados por el Dr. Mikao Usui a partir de los preceptos del Emperador de Meiji. Aquí presento la versión más contemporánea. Cinco preceptos muy simples pero importantes, que si los seguimos, mejorarán nuestra calidad de vida, y la de quienes nos rodean. ¿Quiere saber cuáles son? ¡Vamos!

**1.- Sólo por hoy... no me preocuparé.**

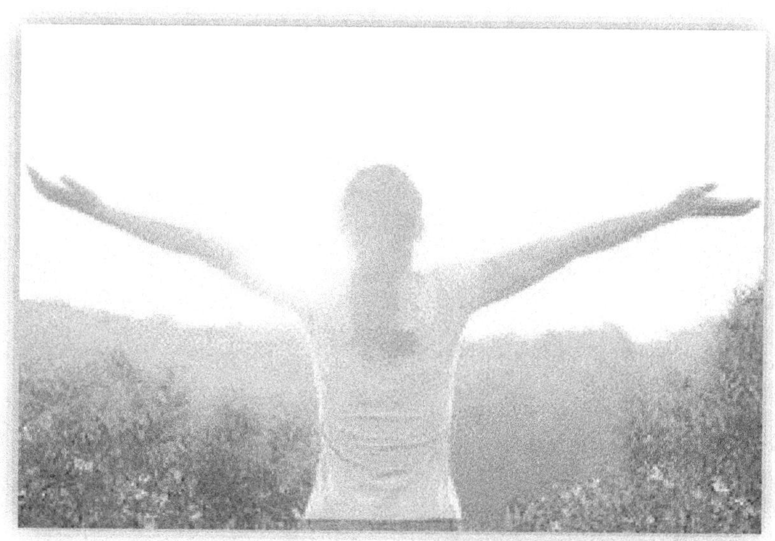

La preocupación es el temor al futuro, y es la antítesis de la planeación. Preocuparse, significa ocupar un espacio mental de manera negativa, que debería emplearse en realizar las acciones necesarias para que el futuro se realice en armonía. Cuando nos preocupamos, aceptamos como un "algo" posible el hecho de que el futuro nos sea adverso. Cuando planificamos y trabajamos, y además aceptamos que formamos parte de la energía armonizadora del Reiki, no aceptamos más que experiencias benéficas para nuestro futuro.

Nosotros incorporamos a nuestra experiencia de vida lo que aceptamos. Nosotros creamos nuestra realidad.

## 2.- Sólo por hoy... no me enojaré.

Los seres humanos canalizamos nuestra frustración a través del enojo. Montamos en cólera cuando algo nos indigna, cuando nuestros planes no se realizan, cuando somos víctimas de una injusticia. Sin embargo, esa carga de emociones negativas bloquea nuestro entendimiento, nos impide pensar formas de solución a nuestros problemas. Una mente clara, sin enojo, permite el fluir de la energía y nos ayuda a sobreponernos a la adversidad.

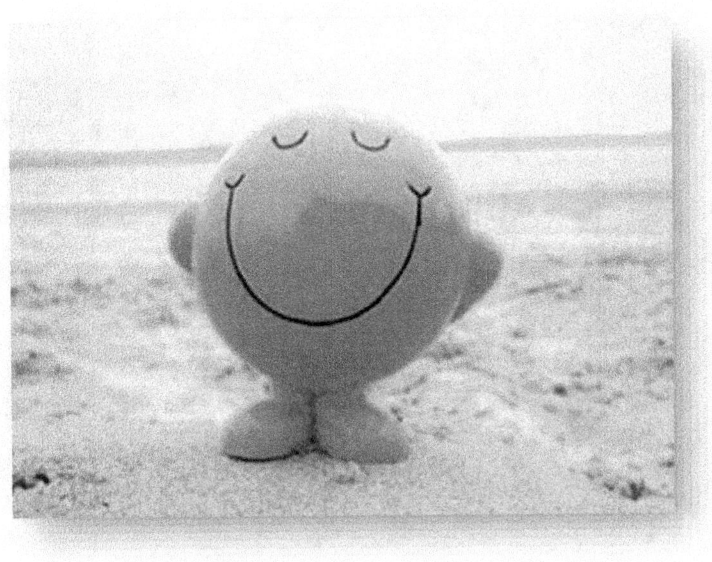

El enojo es una emoción que únicamente sirve para nublar nuestra razón.

## 3.- Sólo por hoy... realizaré mi trabajo honestamente.

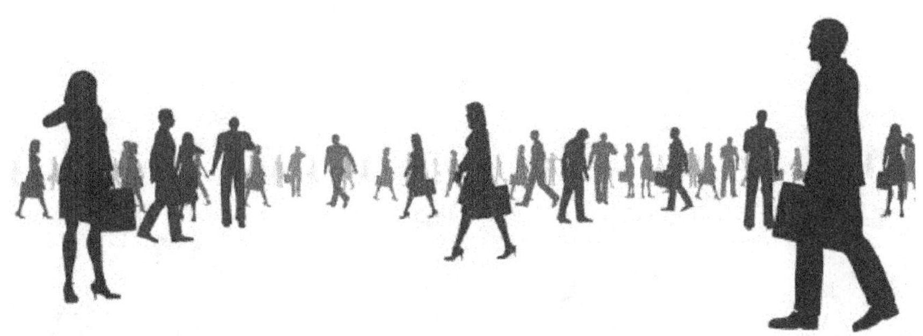

Este principio del Reiki nos conduce a analizar nuestra labor, y el grado de honestidad o ética con que lo realizamos. Además de no robar o no engañar, realizar nuestra labor honestamente, significa:
- Realizarla no únicamente por beneficio egoísta, sino para contribuir positivamente a los demás y a la sociedad en general.
- Realizar una labor que desarrolle nuestros talentos y habilidades naturales.
- No perjudicar de ninguna manera a los compañeros de trabajo.
- No trabajar en algo que contribuya a disminuir la salud de mis semejantes, ni contamine el medio ambiente.

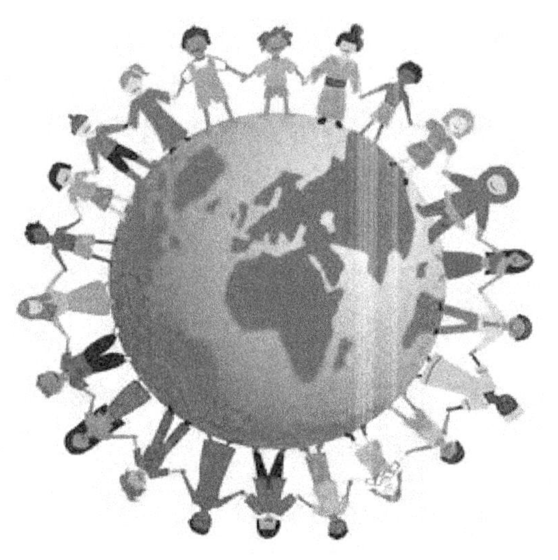

**4.- Sólo por hoy... seré amable y comprensivo con mis vecinos, y todos los seres vivientes.**

Este principio nos obliga a aceptar que, aunque todos los seres estamos interconectados, somos seres diversos. Aceptar las diferencias. Aceptar que cada uno elige su propia experiencia, que cada uno tiene un origen diferente, que cada uno transita el camino tomando sus propias decisiones. Y estas diferencias, aceptarlas con amor universal. Tanto a los que me rodean, como a aquellos seres que ni siquiera conozco.

**5.- Sólo por hoy agradeceré todas las bendiciones que el universo me ha otorgado**

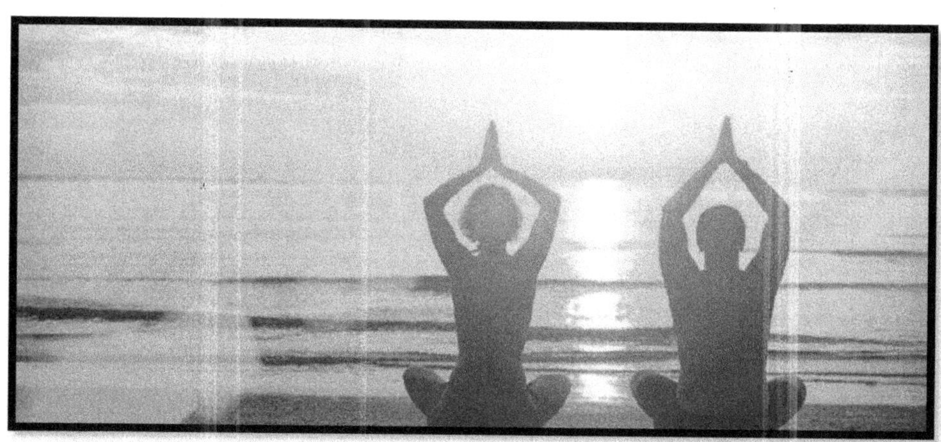

Los seres humanos hemos acuñado la falsa creencia que somos merecedores de todo, y que todo el universo está a nuestra disposición. Damos por hecho tantas cosas que se nos olvida que cada bendición es un regalo qué agradecer. Aunque, ciertamente tenemos esa chispa divina que nos hace seres trascendentes, por otro lado, es necesario tener la humildad necesaria para sentirse una partícula más de este inmenso universo y... agradecer. Agradecer la consciencia, agradecer la vida, agradecer la existencia.

Desde la antigüedad, el hombre se ha preguntado a qué se debía cierta luminiscencia corpórea o emanación luminosa que podía ser observada en algunas personas o bajo ciertas condiciones. En el arte del antiguo Egipto, por ejemplo, se aprecia cómo determinadas figuras de diosas o dioses, eran representados con una especie de aureola en la parte superior de la cabeza. Lo mismo ocurre en el arte medieval. Esta cualidad se fue manteniendo con el paso de los tiempos, y en todas las culturas conocidas, se podía observar cómo dicho fenómeno se seguía representando en los distintos grabados, pinturas y bajorrelieves, donde a determinados personajes de tipo religioso, como Buda, Mahoma, Moisés y sobre todo Jesús, son representados con un fulgurante halo de luz que les rodea la cabeza.

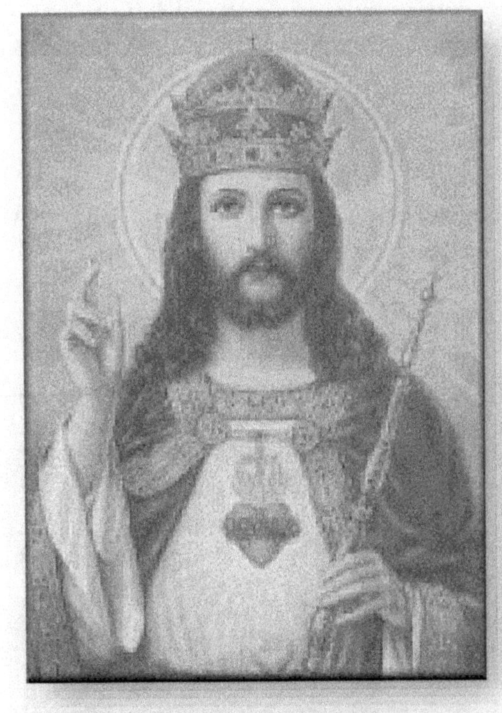

Esta emanación, que como hemos señalado, aparece desde tiempos remotos, en la actualidad se denomina aura humana. Pero, ¿qué es el aura? La palabra aura procede del griego *aura*, que significa viento suave y apacible. El aura siempre ha sido un tema de polémica y debate, ya que los estudiosos del tema no han llegado a ponerse nunca de acuerdo en su composición ni en el origen de su procedencia, lo que ha motivado dispares opiniones, si bien está generalmente aceptada la existencia del fenómeno.

En 1911, el doctor J. Kilner, gran estudioso electricista, y encargado del área de electroterapia del Hospital de Santo Tomas, en Londres, sirviéndose de unas láminas de cristal preparadas con dicianina, pudo demostrar la existencia física del aura de los seres vivos, al descubrir cómo es posible observar el aura humana a través de la luz ultravioleta.

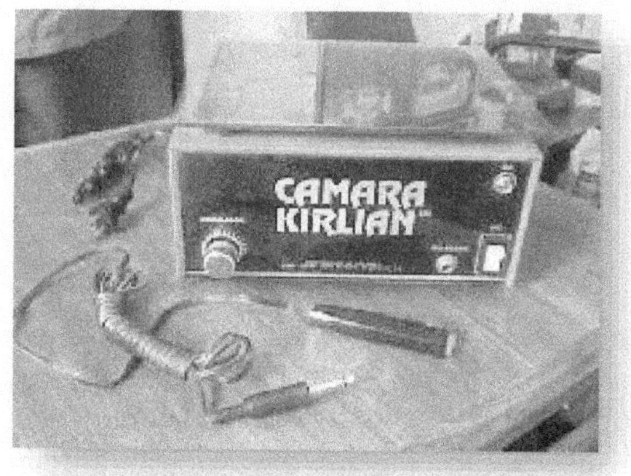

Poco después, en 1920, los esposos *Kirlian* mientras experimentaban con campos electromagnéticos de alto voltaje, inventaron una cámara que se ha bautizado con su nombre y que tiene la facultad de fotografiar el aura de los seres vivos.

Gracias a la cámara *Kirlian*, y a la posibilidad de fotografiar el aura, hoy día es aceptada a nivel mundial su existencia, así como es posible conocer una amplia gama de los colores que la componen.

El aura humana es el reflejo de nuestra vibración espiritual, y de nuestras emociones. Se ve afectada por nuestros pensamientos. Una persona, después de haber recibido una sesión de Reiki, incrementará su energía corporal, reflejándose en un aura más brillante y armoniosa.

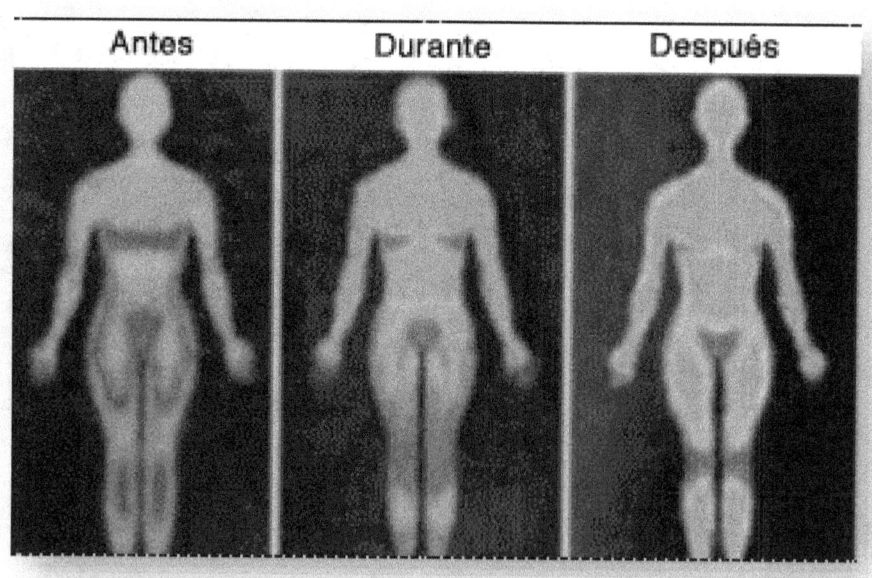


(Fotografía Kirlian del aura antes, durante y después de una sesión de Reiki)

**Ejercicio.**

Te invito a que realices un ejercicio muy sencillo y divertido para percibir el aura. En una habitación muy iluminada, indica a una persona que se ponga de pie, con una pared blanca de fondo. Obsérvala durante uno a tres minutos. Comenzarás a percibir ciertos colores alrededor de ella. Después, pídele que se retire de la pared, y entonces apreciarás con mayor nitidez la impresión que su aura ha dejado sobre la imagen de la pared blanca. Si realizas este ejercicio en grupo, pueden comparar su apreciación sobre los colores del aura de la persona.

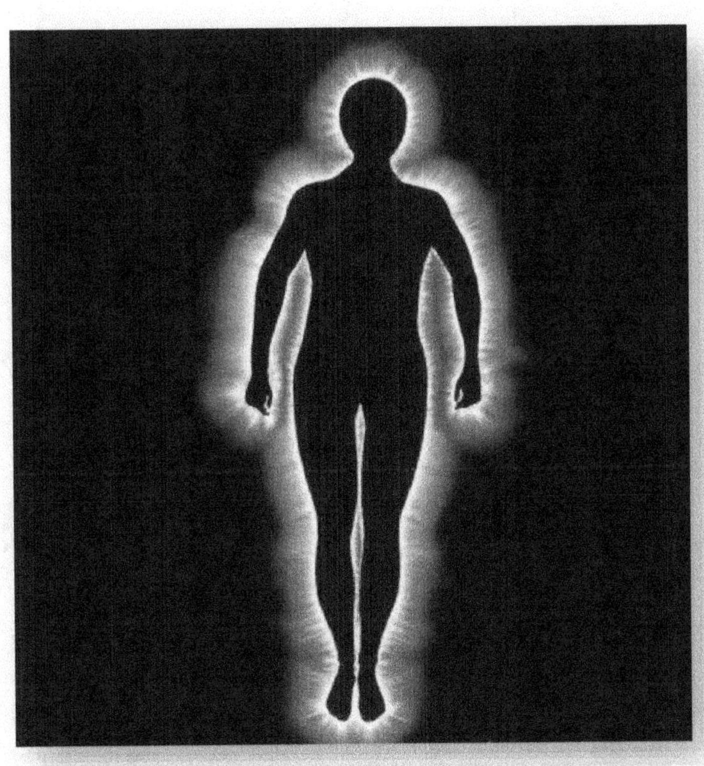

# 11. LOS CHAKRAS

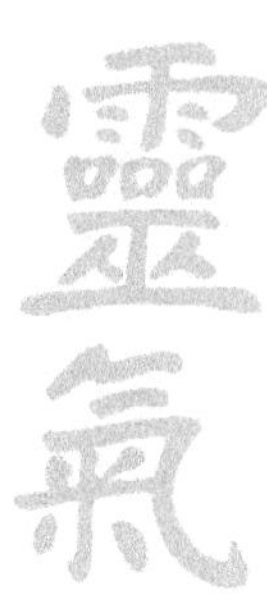

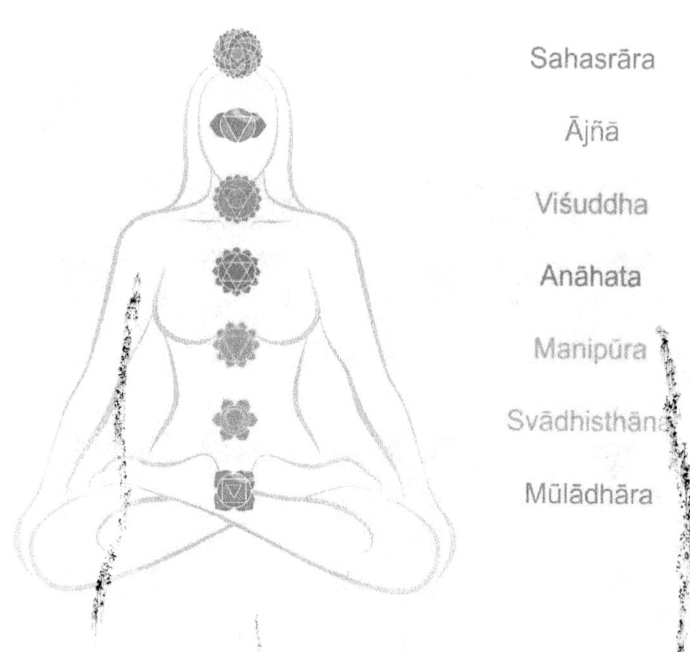



Los Chakras son los centros de nuestro ser donde la energía se concentra, se almacena y a la vez se distribuye por el cuerpo. Chakra es una palabra en sánscrito que significa rueda o vórtice. Los Chakras no son físicos. Son aspectos de nuestra conciencia, como las auras.

Los Chakras son más densos que las auras, pero no tanto como el cuerpo físico. Interaccionan con el cuerpo físico a través de dos vehículos principales: el sistema endocrino y el sistema nervioso.

Con el Reiki, y especialmente después de una primera sintonización, los Chakras se van activando gradualmente, de forma que se mantienen saludables, sin bloqueos de ningún tipo, y coadyuvando a que la energía fluya por todo el ser.

Los tres Chakras inferiores son considerados de esencia masculina, y nos llaman a la acción. Están relacionados con el mundo material. Los tres Chakras superiores son de naturaleza femenina, y están relacionados con el aspecto espiritual de la vida. El Chakra central, el del corazón, significa el equilibrio entre lo masculino y femenino, y entre ambos planos, el físico y el psíquico.

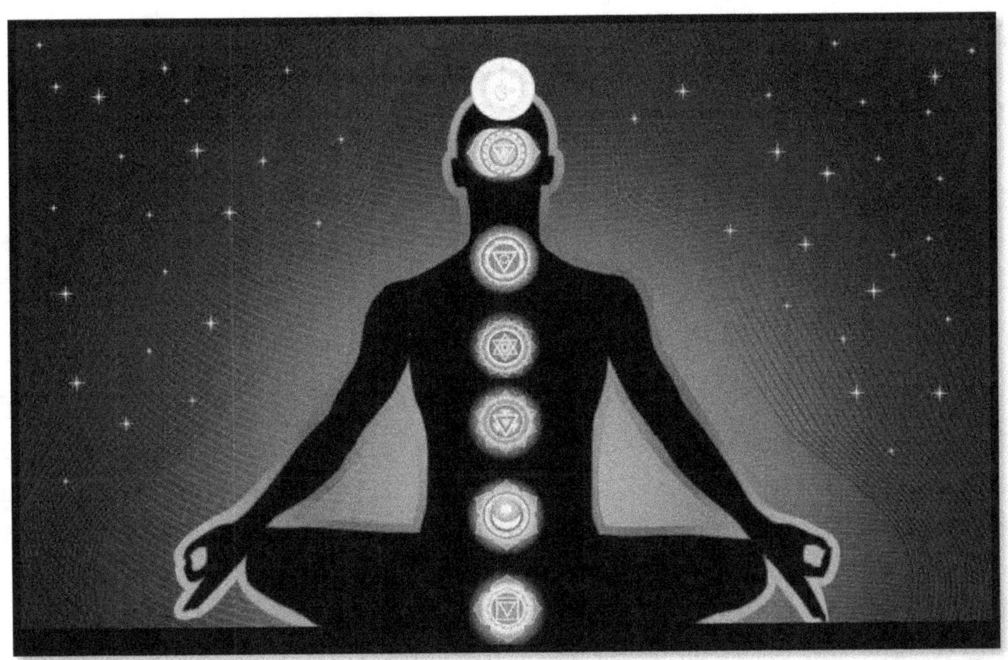

### Primer Chakra: Muladhara (Chakra Raíz)

Ubicación: En el perineo, el punto localizado entre el ano y los órganos sexuales. Es un Chakra primordial, se relaciona con el aspecto material y con nuestro sentido de supervivencia. Establece nuestra conexión con la madre Tierra.

### Segundo Chakra: Svadhisthana (Chakra Sacro)

Ubicación: centro del abdomen. Este Chakra se asocia con las partes de la conciencia relacionadas con la comida y el sexo. Tiene que ver con lo que el cuerpo quiere y necesita, y con lo que encuentra placentero.

### Tercer Chakra: Manipura (Chakra del Plexo Solar)

Ubicación: en el Plexo Solar. Está relacionado con el poder de la voluntad, del sentido de control y coordinación. La relación de las emociones para lograr un objetivo.

### Cuarto Chakra: Anahata (Chakra del Corazón)

Ubicación: en el Corazón. Este Chakra está relacionado con nuestra emotividad, nuestra capacidad de sentir compasión y cariño desinteresado hacia los demás seres. Es el Chakra del amor.

### Quinto Chakra: Vishuddha (Chakra de la garganta)

Ubicación: en el centro del cuello. Controla los aspectos de expresar y recibir. Es el Chakra del compartir y de comunicarse. Es el Chakra de manifestar en el plano físico aquello que se encuentra en el plano mental.

**Sexto Chakra: Ajna (Chakra del Tercer ojo, o glándula pineal)**

Ubicación: Entre las dos cejas. Este Chakra nos relaciona con el plano psíquico y expande nuestra percepción sensorial y extra-sensorial.

**Séptimo Chakra: Sahasrara (Chakra de la Corona)**

Ubicación: En la parte superior del cráneo. Este Chakra es la puerta de nuestro ser, al ámbito espiritual. Es un Chakra que nos conecta al orden superior, y a las dimensiones más evolucionas de existencia.

Hoy, a medida que la tecnología de la energía sutil se ha desarrollado en la actualidad, se han encontrado formas de medir los Chakras. Las investigaciones del Dr. Hiroshi Motoyama de Japón, y la Dra. Valerie Hunt de la Universidad de California, parecen confirmar su existencia. Motoyama creó una cabina de grabación con plomo protegida eléctricamente de perturbaciones electromagnéticas externas, midiendo el campo bioeléctrico de varias personas, y descubrió que algunas eran capaces de proyectar energía a través de sus Chakras. La Dra. Hunt, por su parte, utilizó electrodos EMG (electromiografía) para estudiar los cambios de energía bioeléctrica en áreas de piel que correspondían a posiciones de los Chakras. Estos electrodos normalmente se utilizan para medir el potencial eléctrico de los músculos. Las mediciones que obtuvo revelaron que los Chakras tenían ciclos por segundo y rangos de frecuencia mucho más altos, que la radiación natural del cuerpo.

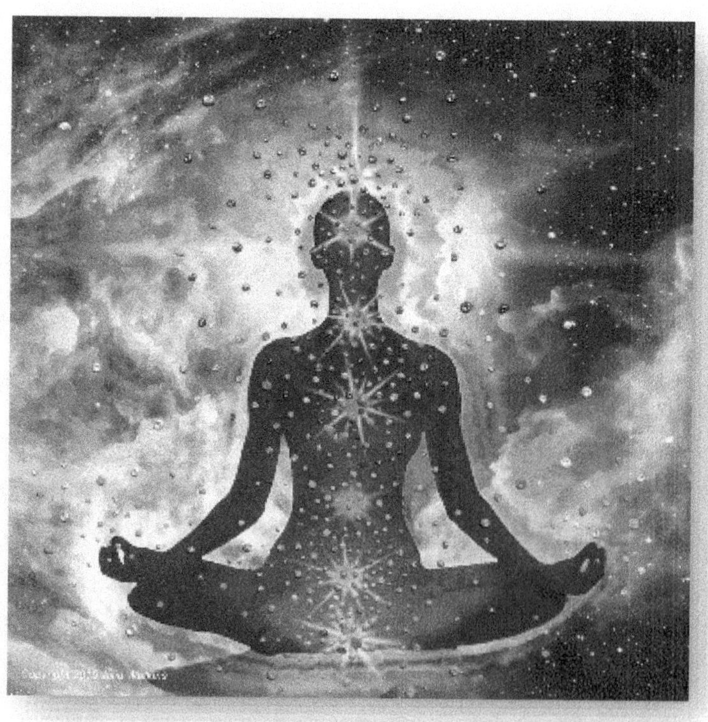

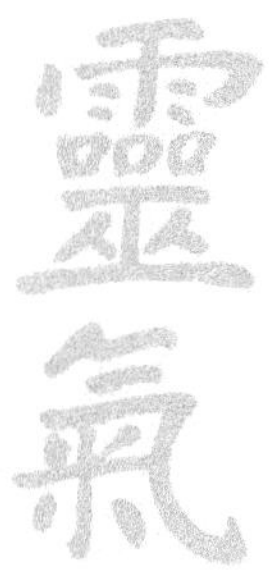

# 12. ILUSTRACIONES ANATÓMICAS PARA EL REIKI

Aunque no es imprescindible un conocimiento extenso de anatomía para los practicantes de Reiki, en ocasiones una noción de los principales órganos del cuerpo es útil, e incluso necesario.

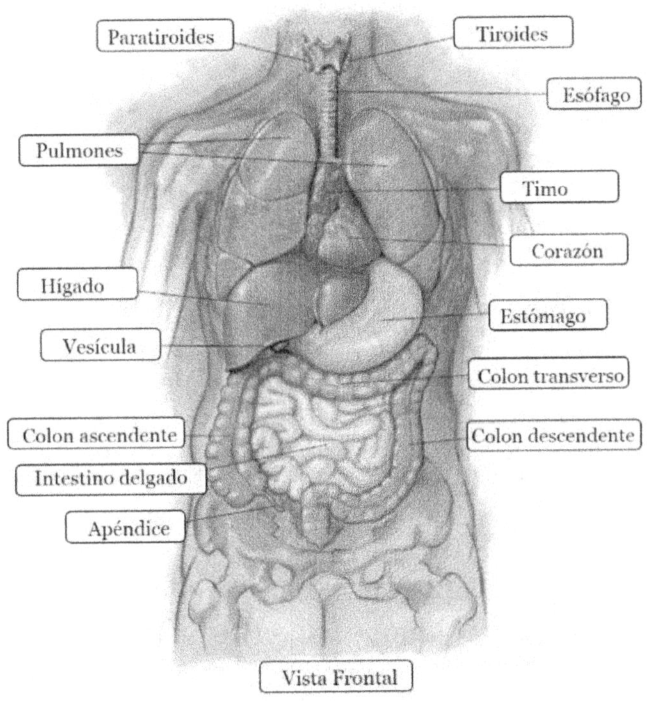



**Suprarrenales:** Parte del sistema endocrino, las glándulas suprarrenales secretan hormonas que regulan diversas funciones en el cuerpo, uno de los cuales es la respuesta de lucha o huida.

**Apéndice:** El apéndice se encuentra al principio de los dos puntos en la parte inferior derecha de la cavidad abdominal. Se cree médicamente que no tiene ninguna función.

**Colon:** Consistente en el colon ascendente, transverso, y descendente, este órgano en forma de tubo también se llama el intestino grueso y se une al intestino delgado en la parte inferior derecha de la cavidad abdominal. El final del proceso de digestión se lleva a cabo en el colon como la absorción de agua de la materia fecal.

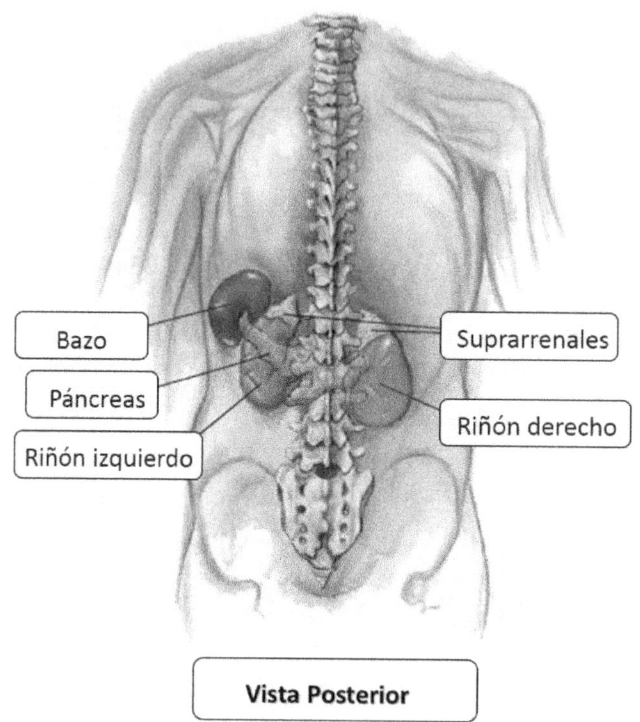



**Corazón**: Este es el órgano muscular que bombea la sangre a todas partes del cuerpo. El latido rítmico del corazón es una actividad incesante, que dura desde antes del nacimiento hasta el final de la vida.

**Riñones:** El propósito de los riñones es separar la urea, sales minerales, toxinas y otros productos de desecho de la sangre, para conservar agua, sales y electrolitos.

**Hígado**: El hígado es el órgano glandular más grande del cuerpo y tiene muchas funciones incluyendo filtración de residuos y bacterias de la sangre, convirtiendo el exceso de carbohidratos y proteínas en las grasas; producir factores de coagulación sanguínea y vitaminas A, D, K y B12. También produce bilis, que se utiliza para preparar a las grasas para la digestión.

**Pulmones:** Los pulmones son órganos elásticos utilizados para respirar; oxigenan la sangre.

**Páncreas:** El páncreas es un órgano glandular que secreta enzimas digestivas y hormonas. También produce insulina, que disminuye el nivel de azúcar en la sangre y aumenta la cantidad de glucógeno (carbohidratos almacenados) en el hígado.

**Paratiroides**: Estas cuatro glándulas pequeñas a menudo están incrustadas en la glándula tiroides y gobiernan el metabolismo del calcio y del fósforo.

**Intestino delgado**: Ubicado entre el estómago y colon, el intestino delgado digiere y absorbe nutrientes de los alimentos. Este proceso es ayudado por secreciones del hígado y del páncreas.

**Bazo:** El bazo actúa como un filtro contra organismos extraños que infectan el torrente sanguíneo, y también filtra los viejos glóbulos rojos del torrente sanguíneo y los descompone.

**Estómago:** El estómago es la parte del tracto digestivo entre el esófago y el intestino delgado.

**Timo:** La glándula del timo ayuda en el desarrollo y el funcionamiento del sistema inmunológico.

**Tiroides**: Parte del sistema endocrino, la glándula tiroides secreta las hormonas necesarias para el crecimiento y el metabolismo.

**Esófago**: El esófago es la porción del tubo del aparato digestivo que mueve los alimentos desde la boca hasta el estómago.

**Vesícula biliar:** Conectada al hígado, la vesícula biliar almacena y secreta la bilis, que ayuda a la digestión de las grasas.

# 13. SÍMBOLO REIKI PARA EL PRIMER NIVEL:
## CHO KU REI

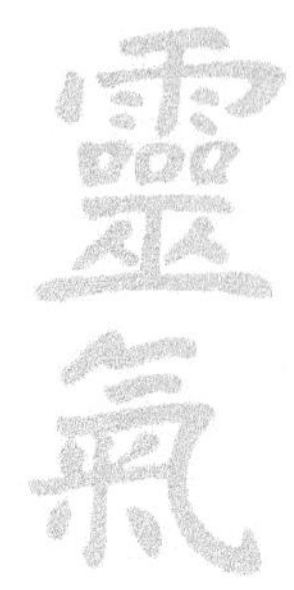

Cho Ku Rei (CKR) significa: "el poder del universo está aquí". Es un símbolo de poder, que nos permite accesar con mayor facilidad la energía del Reiki. Pronunciar el símbolo, o visualizarlo es tradicionalmente la manera de iniciar una sesión de Reiki, pues manifiesta la energía en el plano físico.

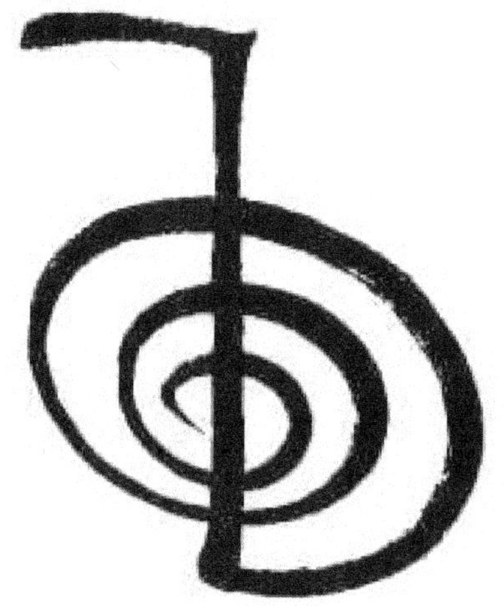

Formas de utilizar los símbolos de Reiki.

Cho Ku Rei y cualquier otro símbolo pueden ser utilizados:

1) Dibujando con el dedo índice, el símbolo en la palma de tu otra mano, o en el aire, ligeramente por encima del Chakra de la corona del paciente.

2) Como un mantra, pronunciándolo suavemente una o varias veces.

3) Visualizando el símbolo, ya sea irradiando desde tus manos, o ligeramente encima del Chakra de la corona del paciente.

Cho Ku Rei es un símbolo que se utiliza para:
- Protección.
- Potencializa a todos los demás símbolos.
- Para brindar solución a una situación problemática.
- Limpieza emocional y psíquica.

En este símbolo, las líneas horizontal y vertical ejemplifican la acción de Dios sobre el plano material, mientras que los círculos concéntricos representan los elementos agua, aire, tierra y fuego.

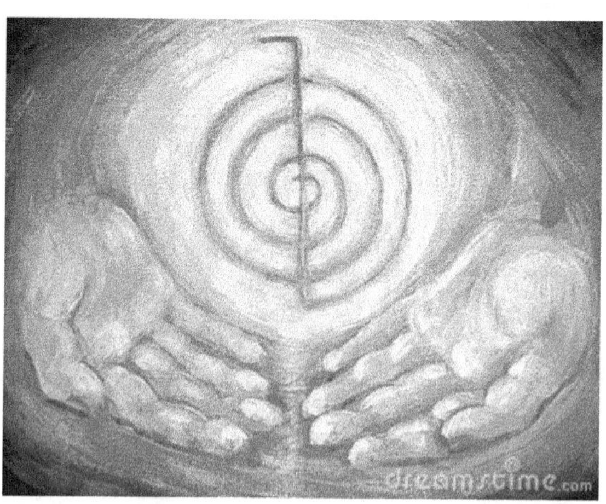

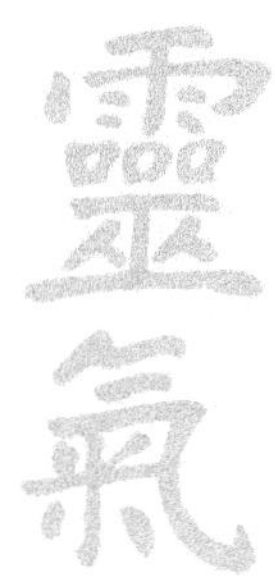

Antes de que cualquier persona se pueda conectar personalmente con el Reiki y usar este sistema de la energía para sí mismo y para los otros, debe recibir las sintonizaciones por parte de un maestro Reiki. El objetivo de la sintonización es apoyar al alumno a depurar sus Chakras para propiciar que la energía Reiki pueda fluir.

Son diversas las sensaciones que se obtienen durante una sintonización, y varían de acuerdo al individuo. La mayoría de las personas pueden sentir la sintonización como quien recibe una onda caliente. De la energía desembocada en el cuerpo, otros pueden ver una luz o imágenes u oír música. Muchas personas no experimentan nada a nivel consciente, pero quizá puedan sentirse más relajadas o vigorosas de lo usual. También se ha reportado que se siente de manera sutil la energía ingresando a partir de la cabeza e inundando todo el cuerpo.

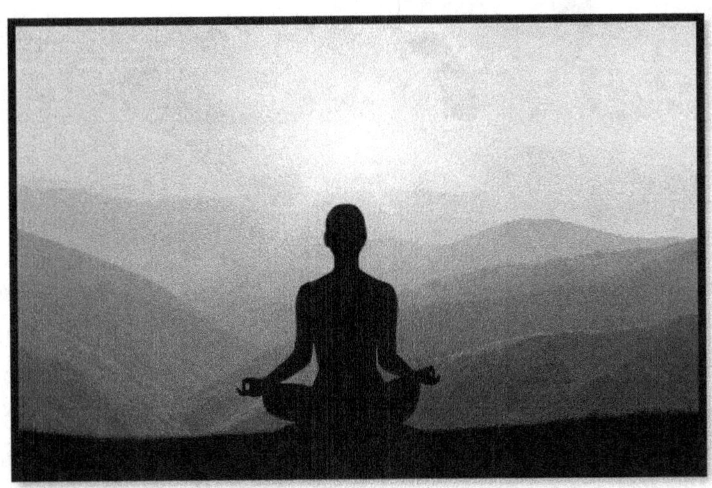

Es muy importante no generar ideas preconcebidas y más bien permanecer en un estado receptivo y meditativo en el momento de la sintonización. Durante ella, es común tener diversos tipos de experiencias psíquicas, como ver a distancia o recordar vidas pasadas.

Se recomienda beber gran cantidad de agua durante las semanas posteriores a cada sintonización. Se ha encontrado que muchas personas necesitan aumentar la ingesta de agua permanentemente después de ser sintonizado a cualquier sistema de curación por energía.

Las sintonizaciones y los tratamientos desencadenan un proceso de curación personal del receptor, inmediatamente. Se experimentan síntomas de liberación física o emocional, a manera de desintoxicación (susceptibilidad, sudoración, etc.). También es posible que tengan sueños excepcionalmente vívidos. Es conocido que la mayoría de las personas experimentan este proceso hasta 3 semanas después de una sintonización.

La recomendación general es practicar las posiciones de auto-curación Reiki todos los días, a fin de que el proceso de adaptación a esta nueva energía, transcurra lo más suavemente posible.

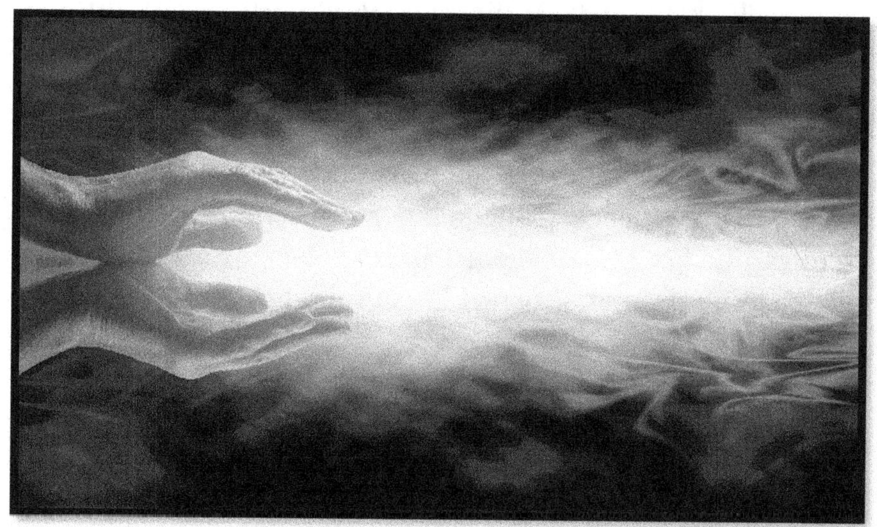

Después de la sintonización, el Reiki es activado por la intención. En otras palabras, en el instante en que el sanador piensa o mentalmente lo ordena, el Reiki fluye. Muchas personas utilizan una instrucción mental específica como ¡Reiki fluye! o ¡Reiki ahora!, o cualquiera que sea de su predilección. Sólo una cantidad leve de la atención se necesita para mantener el flujo de Reiki. No implica un esfuerzo mental intenso, sino apenas una intención y consentimiento sutiles.

Es importante recalcar que el sanador no genera la energía de Reiki, simplemente le permite correr como si fluyera agua por una manguera. A veces toma un tiempo acostumbrarse, antes de sentirla correr. Puede que se experimente un zumbido en las manos o una sensación de calor u otros signos físicos de la activación de Reiki cuando se trabaja.

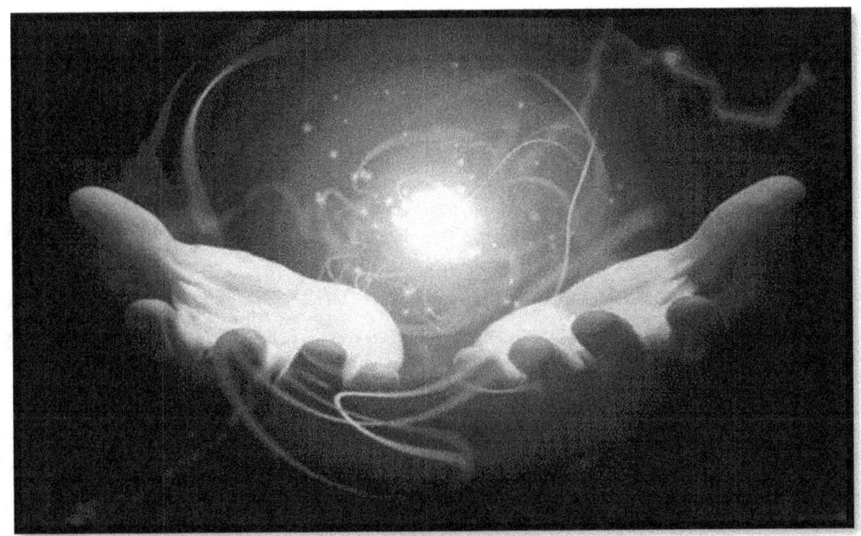

Antes de entrar a una sintonización, es recomendable lavarse las manos, despojarse de joyas o cualquier prenda que apriete o no sea cómoda, y olvidar por unos minutos las preocupaciones del mundo exterior. Y sobre todo, relajarse y dejarse llevar por la experiencia.

Cuando finalices la primera parte de este libro, correspondiente al primer nivel, Shoden, deberás realizar tu primera sintonización de Reiki. Para ello deberás reservar 30 minutos de tu tiempo, y encontrar un lugar donde puedas relajarte, cerrar tus ojos y nadie pueda interrumpirte.

He elaborado una grabación, que te guiará durante todo el proceso de la sintonización. Deberás escucharla y seguir todos los pasos que en ella se describen. En la parte de conclusiones del primer nivel, te proporcionaré el enlace a youtube para que puedas realizarla en la comodidad de tu hogar.

# 15. AUTOTRATAMIENTO REIKI

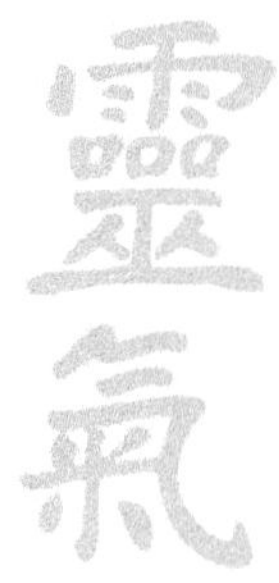

Una de las ventajas del Reiki es que se puede usar para la propia curación, así como para otros. Recomiendo que los sanadores recién sintonizados se den a sí mismos un tratamiento diariamente. Esto ayudará también a limpiar cualquier síntoma de desintoxicación.

Antes de iniciar un tratamiento, es necesario lavarse las manos y despojarse de cualquier prenda que pueda resultar apretada o incómoda. Si se desea, puede utilizarse una música relajante, y algún aroma ya sea de incienso o aceite en esencia. Sin embargo, no es imprescindible.

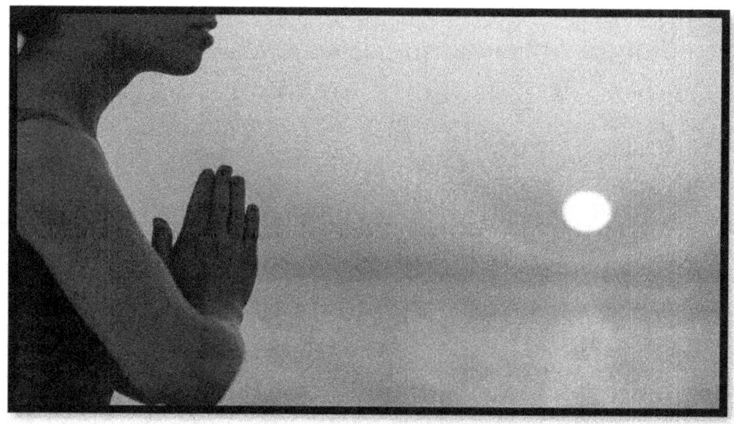

**Inicio**

Se debe comenzar en la posición "gassho" (indicada en la imagen de arriba), juntando las palmas de las manos a la altura del pecho, cerrando los ojos y guardando silencio por unos instantes. Después, se procede a la dedicación de la sesión u oración. Esto es algo muy personal, por mi parte recomiendo incluir en las frases de dedicación/oración:

1) Agradecimiento por tener la oportunidad de realizar una sanación de Reiki.
2) Encomendar la sesión a un orden espiritual superior (Dios, ángeles, universo, etc.)
3) Enfatizar que se realiza para el mayor beneficio del paciente.
4) Concluir con una palabra o mantra de protección y conclusión: (om, amén, cromaat, "que así sea", etc.)

## Limpieza de Aura

Con las manos, y comenzando desde el Chakra de la Corona, se va despojando uno mismo de aquellos residuos emocionales que pudieran quedar en el aura y que pudieran resultar un obstáculo para la sesión. Esto se realiza durante unos minutos, 3 a 6 a lo más.

## Al finalizar

Para terminar la sesión de auto-tratamiento, se realizan nuevamente movimientos alrededor del aura, con el fin de unificar el campo de energía Reiki en el cuerpo.

## Posiciones de las manos (de autotratamiento)

Existen posiciones tradicionales de Autotratamiento Reiki, y algunos corresponden con los centros energéticos (Chakras) del cuerpo. Cada posición debe mantenerse de 3 a 5 minutos, sin excepción. Las manos y los brazos deberán estar en posición, sin tensión, pero tratando de no desbaratar la figura durante tales minutos. Las manos pueden estar en contacto con el cuerpo, o a una distancia mínima. Solamente en caso de cansancio se puede deshacer la posición, para retomarla al cabo de pocos segundos. Algunas personas prefieren el "método libre", es decir, colocar las manos según su intuición les dicte, en diversas partes del cuerpo. De cualquier forma, al sentir algún tipo de cambio de temperatura o radiación, se recomienda mantener la posición ahí durante más tiempo.

### Posición #1
Cubrir los ojos con las palmas
de las manos.

### Posición #2
Cubrir las orejas con las palmas
de las manos.

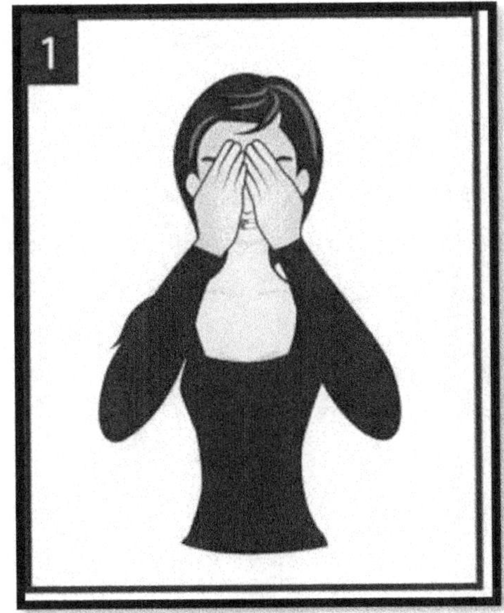

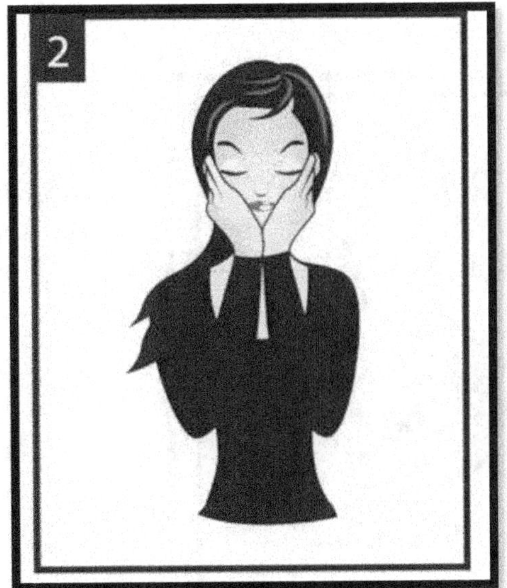

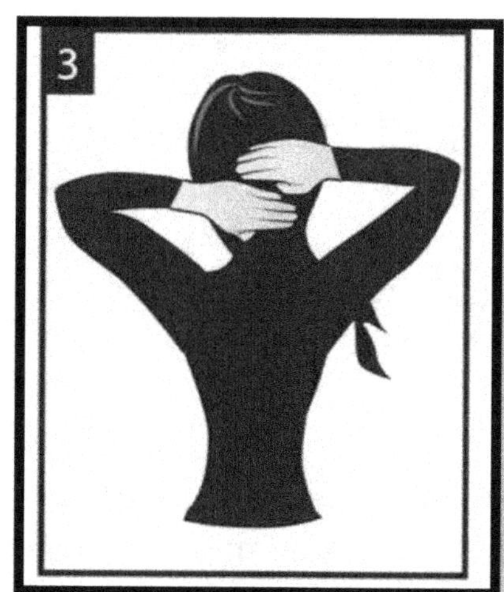

### Posición #3

Colocar las manos en la parte posterior de la cabeza, ya sea una arriba de la otra, o lado a lado.

### Posición #4

Coloca tus manos a cada lado del cuello.

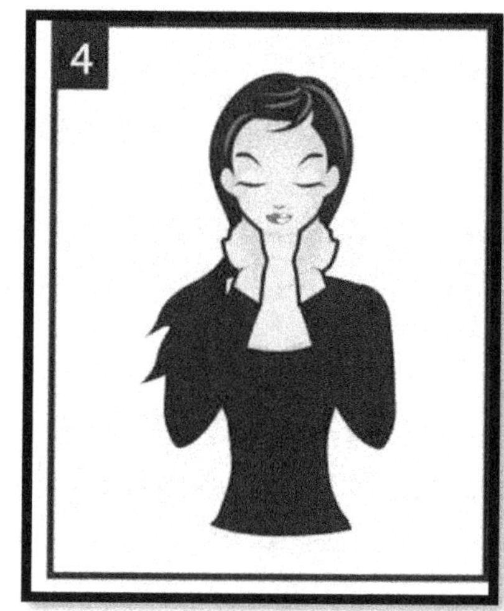

### Posición #5

Coloca una mano por encima del pecho, y la otra justo abajo del cuello.

**Posición #6**
Coloca las manos por debajo del pecho, a la altura del
plexo solar.

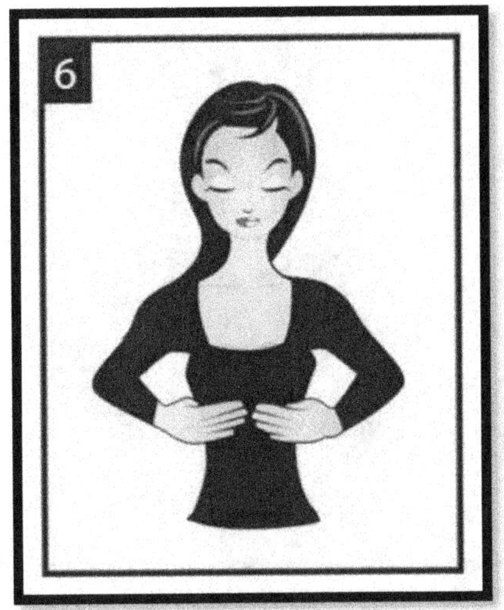

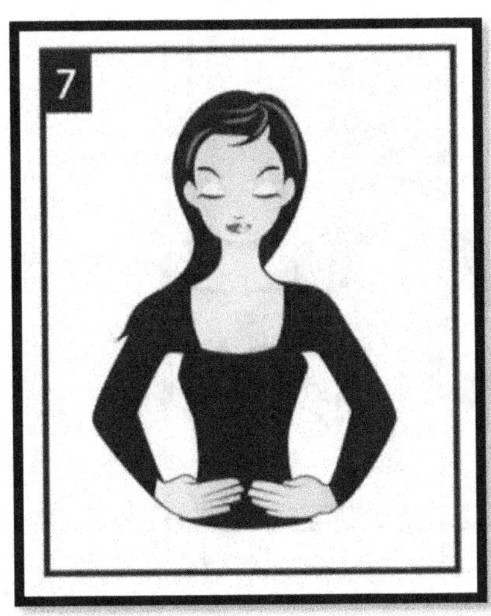

**Posición #7**
Coloca las manos en el abdomen, sobre el estómago.

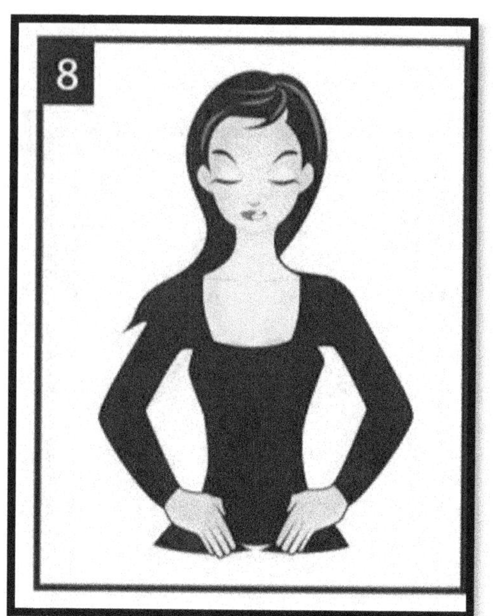

## Posición #8

Coloca tus manos en forma de V, los dedos tocándose (o casi tocándose) debajo de la cintura (para los hombres), o encima de los ovarios (para las mujeres.

## Posición #9
Coloca tus manos detrás, justo encima del área de los riñones.

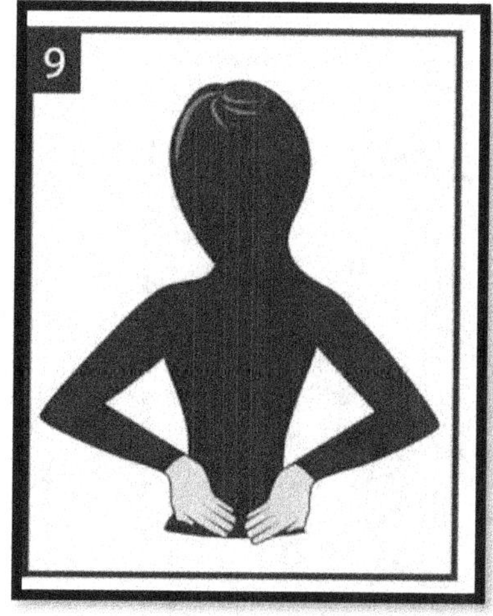

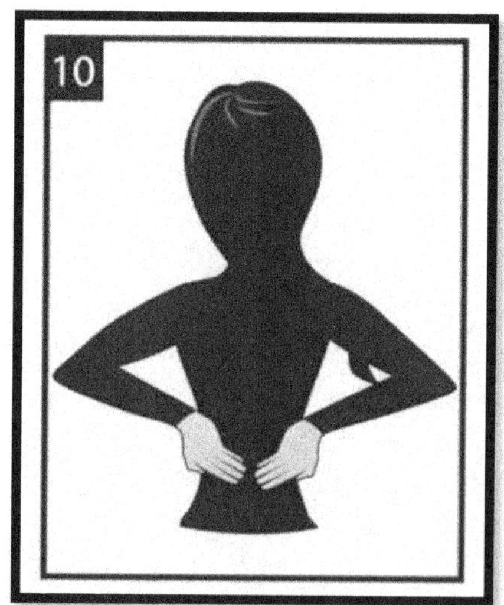

## Posición #10
Coloca tus manos en la cintura, atrás, las palmas colocadas a cada lado de la espina a una distancia cómoda.

**Posición #11**
Coloca tus manos encima de los hombros.

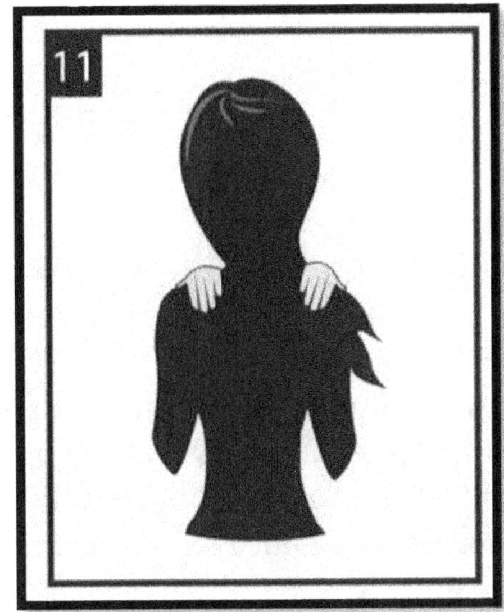

**Posición #12**
Coloca tus manos sobre las rodillas.

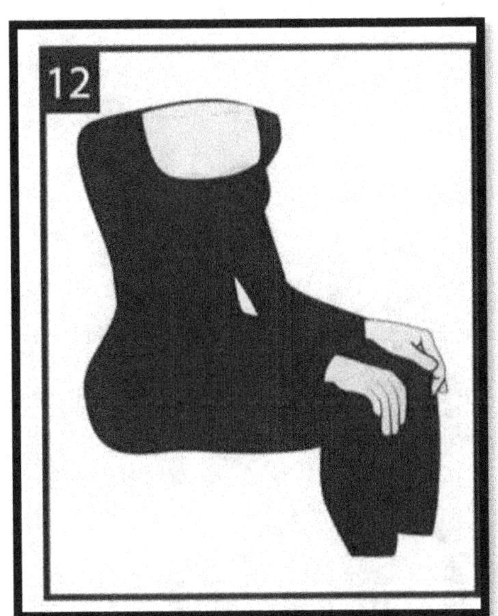

**Posición #13**
Cubre cada pie con tus manos.

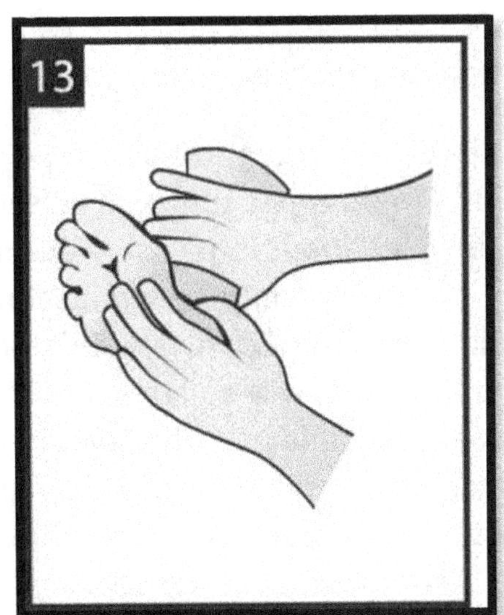

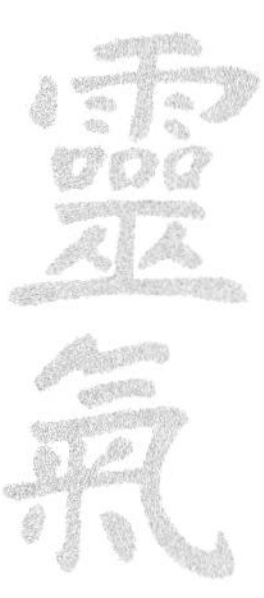

# 16. COMO TRATAR A OTROS CON REIKI

Aunque se puede realizar Reiki en cualquier lugar, idealmente se elige un lugar relajante y propicio para la curación. Muchos sanadores dan tratamientos Reiki en su hogar y tienen una sala dedicada a las sesiones. Es posible que desees considerar unirte a un centro local, como la oficina de un quiropráctico o una tienda enfocada a la salud. En muchos casos, se puede alquilar una sala de terapia a una hora razonable, diaria, semanal o mensual.

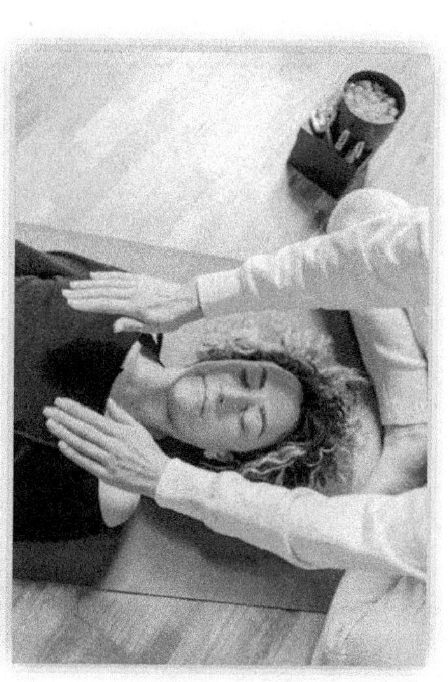

La sala de Reiki debe sentirse ligera, limpia, y ser un espacio seguro. Muy importante es cerciorarte de que las sesiones no sean interrumpidas por distracciones, como el teléfono o el timbre. Cuando se está trabajando en casa, se debe informar a la familia y amigos para que no molesten.

Es ideal conseguir una tabla de terapia para realizar las sesiones. De igual forma, se puede usar un sofá o una silla, siempre que no sea incómodo para el paciente y para el sanador. Si el paciente está recostado, se utilizarán dos almohadillas, una debajo del cuello y la otra para debajo de sus rodillas. Asegúrate de que la temperatura de la sala de Reiki esté cómoda. Algunas personas pueden tener frío durante la sesión, por lo que resulta muy práctico tener una manta disponible.

## Preparándose para la sesión

El Reiki no está limitado por el tiempo o el espacio, y puede viajar a través de todos los materiales como la piedra y el metal. Sin embargo, los metales y piedras de nuestra joyería entran en contacto y almacenan energía. Esta energía puede servir como bloque para la curación. Es recomendable quitarse todas las joyas como anillos, relojes, pendientes, cadenas y collares.

Se recomienda también abstenerse de consumir bebidas alcohólicas, estupefacientes e incluso fumar, 24 horas antes de una sesión. El cuerpo debe estar limpio por dentro y por fuera. De ser posible, no someterse a emociones fuertes y más bien buscar un estado emocional sosegado y armonioso.

Tal y como comentaba anteriormente, recomiendo iniciar la sesión con una breve charla con el paciente. Conocer cuáles son sus expectativas, saber más de su estado de salud tanto físico como emocional. Es importante establecer un vínculo terapéutico, basado en la confianza y la empatía. Si es preciso, buscar libros o cursos de psicología para prepararse sobre el tema y así poder apoyar aún más al paciente.

Es necesario comentarle, de manera muy breve, algunas instrucciones al paciente. Por ejemplo, que mientras dure la sesión de Reiki no debe hablar, o abrir sus párpados, y mucho menos abandonar la sesión. Si es necesario que vaya a los sanitarios, el mejor momento es hacerlo antes de comenzar. Después, explicarle de forma muy general lo que va a suceder, para que tenga un entendimiento básico. No gastes muchos minutos explicando minuciosamente. Lo que se espera del paciente es únicamente que aproveche la sesión para relajarse y recibir el Reiki. También es importante preguntar al paciente si está de acuerdo con que las manos establezcan contacto, o si prefiere que se mantengan a una distancia prudente del cuerpo. En lo personal, recomiendo que las manos se impongan sobre el cuerpo a una distancia de unos cuantos centímetros, de esa manera no se distrae al paciente, y éste se relaja todavía más.

La sesión debe comenzar de manera muy parecida a como se inicia una sesión de autotratamiento. Durante unos momentos, adoptar la posición Gassho con los ojos cerrados y permanecer en silencio. Luego, hacer una oración o dedicación de la sesión (mentalmente o en voz alta). A continuación, se procede a la limpieza del aura del paciente con las manos, comenzando desde el Chakra de la corona, hasta unos centímetros encima del piso. Debe realizarse varias veces, como si estuvieras dibujando un huevo alrededor del cuerpo del paciente y liberando su aura de cualquier carga negativa. Este procedimiento no debe durar más que unos cuantos minutos.

De ahí, se continúa directamente con las posiciones de manos del tratamiento Reiki a pacientes. Cada posición debe mantenerse de 3 a 5 minutos, descansando únicamente al hacer cambio de posición. En caso necesario —debido a cansancio o entumecimiento— es válido deshacer la posición, para volver casi de inmediato a adoptarla. Se pueden entonar mantras, sonidos vocales, o acompañar con música las sesiones, siempre que complementen y no sean distractores.

Al finalizar las posiciones, se recomienda volver a recorrer el aura de la persona con las manos, para unificar su campo de energía.

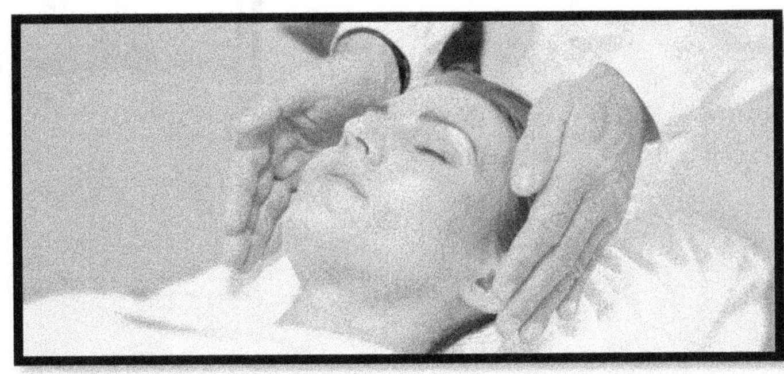

## Posiciones de las manos

### Posición #1
Cubrir los ojos con las palmas
de las manos.

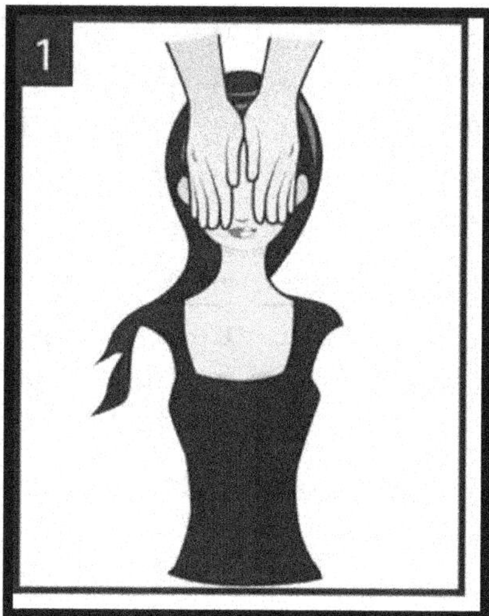

### Posición #2
Las palmas cubriendo las orejas.

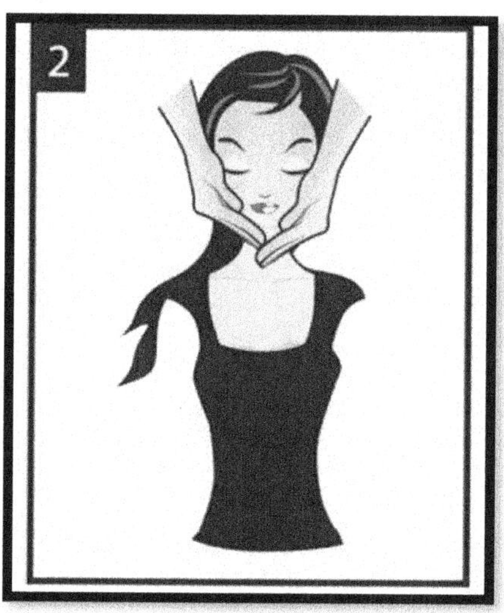

### Posición #3
Manos sobre los hombros.

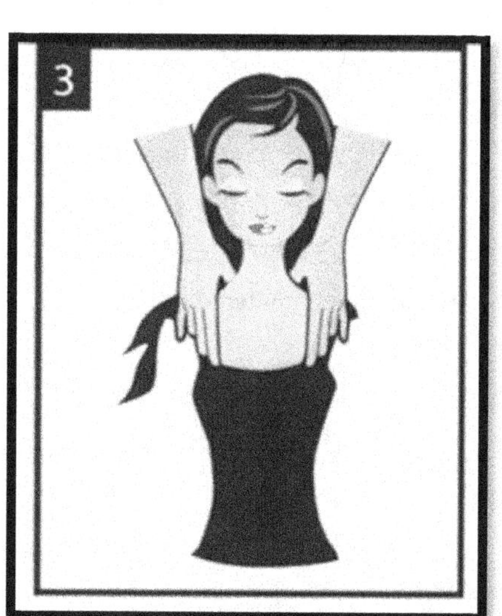

### Posición #4
Manos en la parte lateral inferior de la cabeza.

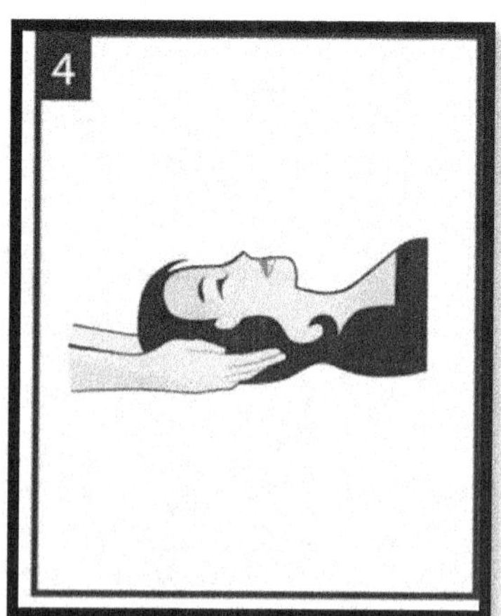

Manos en la barbilla y encima del pecho.

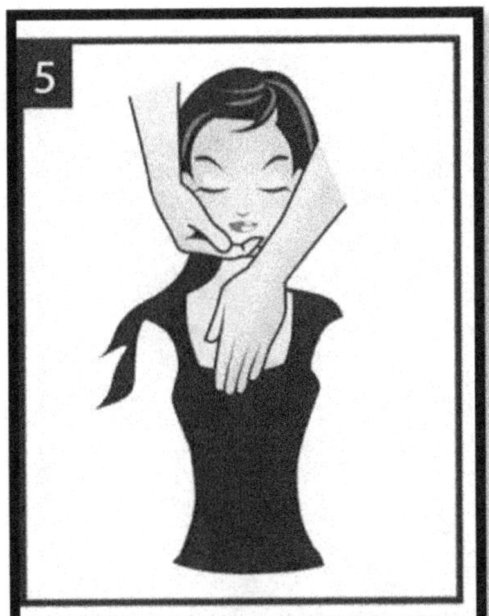

**Posición #6**

Manos sobre la parte media del pecho.

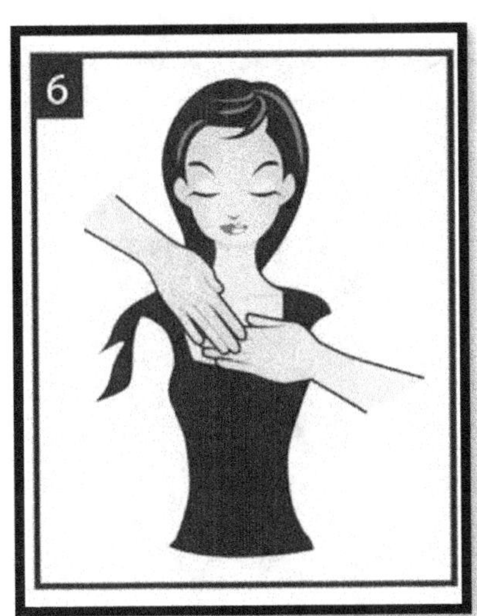

**Posición #7**

Manos sobre la parte baja del pecho.

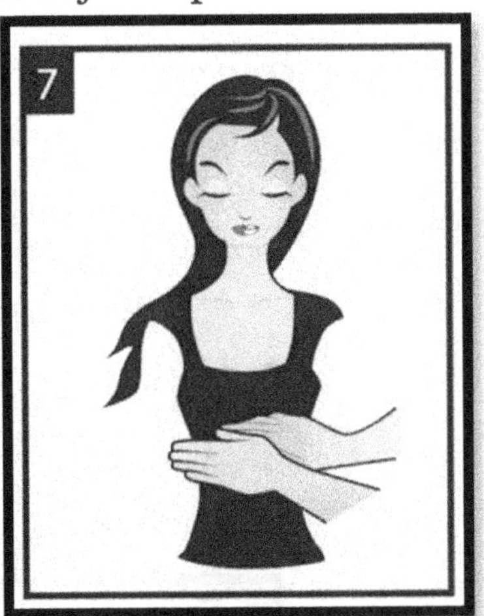

**Posición #8**

Manos en el abdomen, por debajo de la cintura.

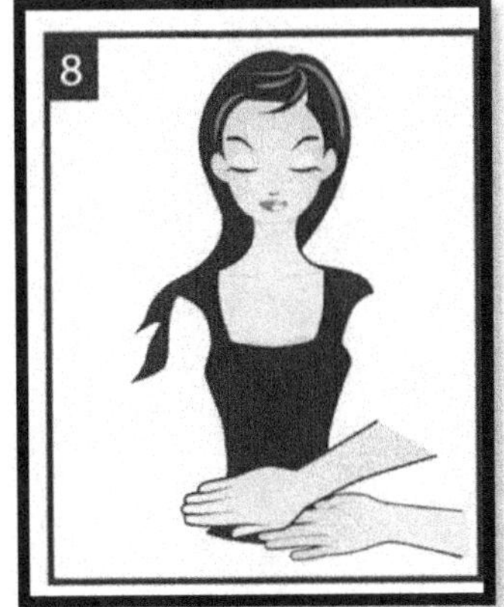

## Posición #9
Manos en los tobillos.

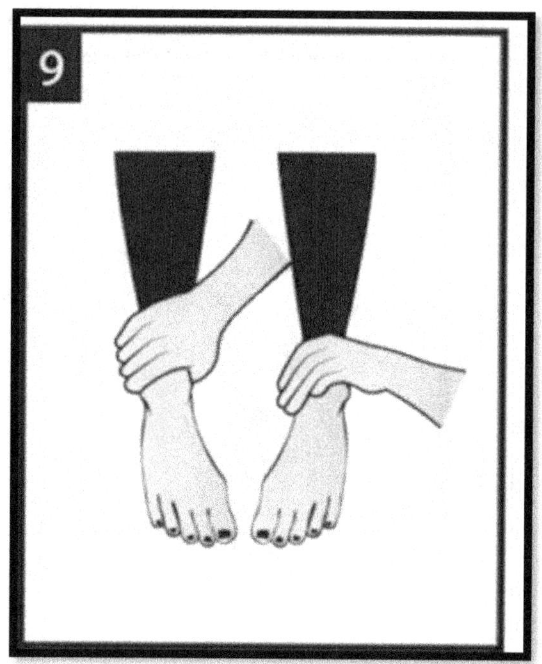

## Posición #10
Manos sobre los pies.

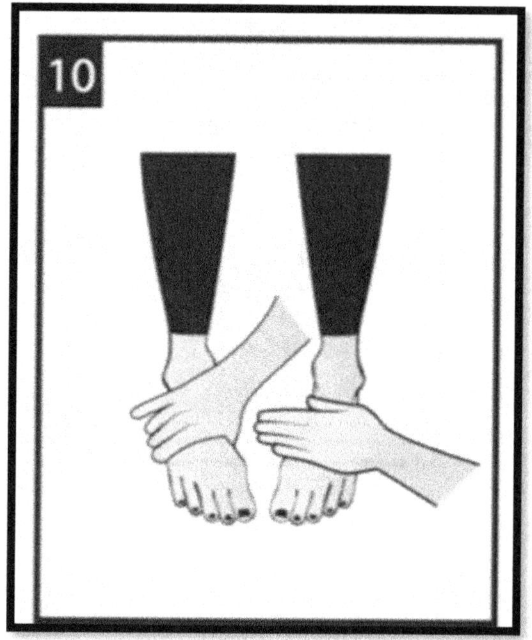

## Posición #11
Manos sobre la pelvis.

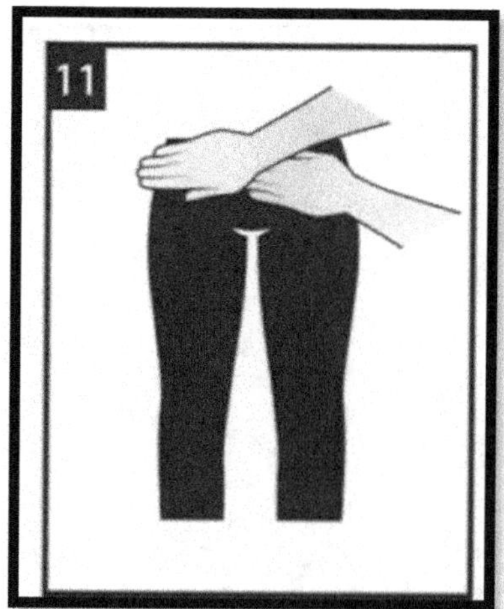

**Posición #12**

Manos sobre las rodillas.

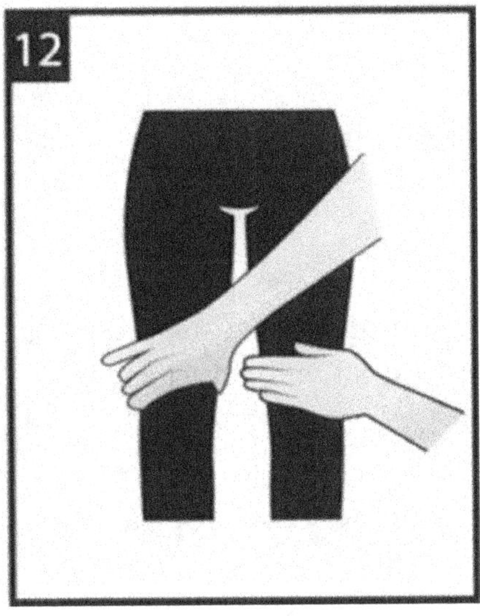

## ¿CUÁNTAS SESIONES DE REIKI DEBE RECIBIR UN PACIENTE?

En principio, más de una. Sin embargo, no existe un número específico de sesiones para todos los pacientes. Se recomienda, entonces, aplicar el sentido común. De acuerdo con la situación, determinar el número de sesiones. Una vez al día es suficiente, y en la mayoría de ocasiones una vez a la semana es la medida adecuada hasta que el paciente sienta que ya ha superado su malestar.

Es importante recordar: el Reiki no sustituye un tratamiento médico, sino que lo complementa.

# 17. OTRAS FORMAS DE APLICAR EL REIKI

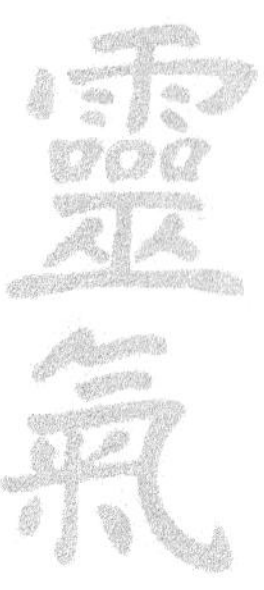

Existen muchas formas de aplicar el Reiki para un bienestar integral, y la práctica te hará encontrar otras más.

## Para energizar los alimentos y las bebidas

Dedica unos momentos a poner las manos por encima de tus alimentos o bebidas, antes de ingerirlos, para infundirles energía Reiki y potencializar su valor nutricional.

## Para relajarse

Como estabilizador, el Reiki te puede ayudar a sosegar mente y cuerpo, y así evitar que el estrés haga mella en la salud física y emocional.

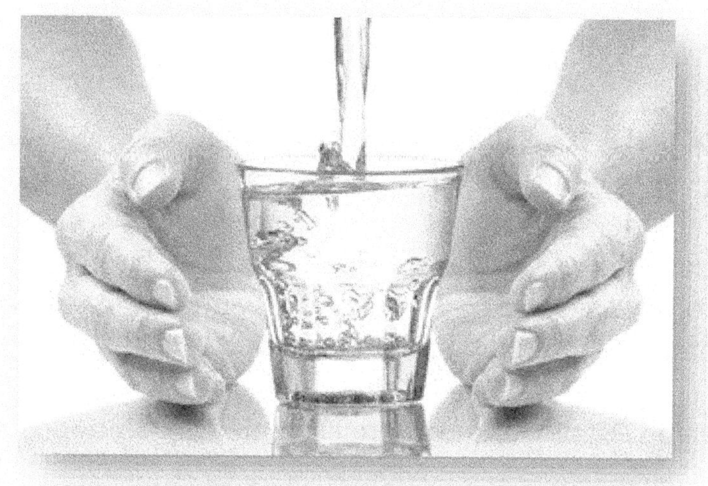

## Antes de una jornada de trabajo

El Reiki resulta muy útil como tónico energético antes de una jornada de trabajo, clarificando la mente y activando el cuerpo.

## Para armonizar las emociones

El Reiki ayuda a contrarrestar los pensamientos negativos, y transforma las emociones elevándolas y conduciéndolas hacia lo positivo.

## Para liberarse del cansancio

Después de un día particularmente pesado, el Reiki resulta un gran auxiliar para deshacerse del cansancio, ayudando a los músculos a relajarse y regenerarse.

**Para conservar la salud**

No es necesario sufrir alguna enfermedad para beneficiarse del Reiki. Si lo incorporamos a nuestro estilo de vida, aseguramos que nos mantendremos saludables.

**Para acelerar procesos curativos**

Es importante siempre enfatizar que el Reiki no es un sustituto de ningún tratamiento convencional médico. Al contrario, la recomendación es utilizar el Reiki como un potencializador de la ciencia médica, pues ayuda acelerando los procesos curativos.

**Con plantas, hortalizas y jardines**

Enviando energía Reiki al mundo vegetal, ayuda a que las plantas crezcan en abundancia y calidad.

**Con los animales de casa**

Las mascotas también pueden beneficiarse del Reiki. Ayuda a que permanezcan sanos, y con buen temperamento. De igual forma, enfatizamos que el Reiki no debe sustituir el tratamiento veterinario, sino que sea más bien un auxiliar en los procesos de curación.

**Para la solución de situaciones**

Si aplicamos el Reiki a la resolución de problemas, o a la toma de decisiones, su capacidad reguladora propiciará la llegada de soluciones adecuadas.

# 18. EJERCICIOS SENCILLOS
## PARA EXPERIMENTAR EL REIKI

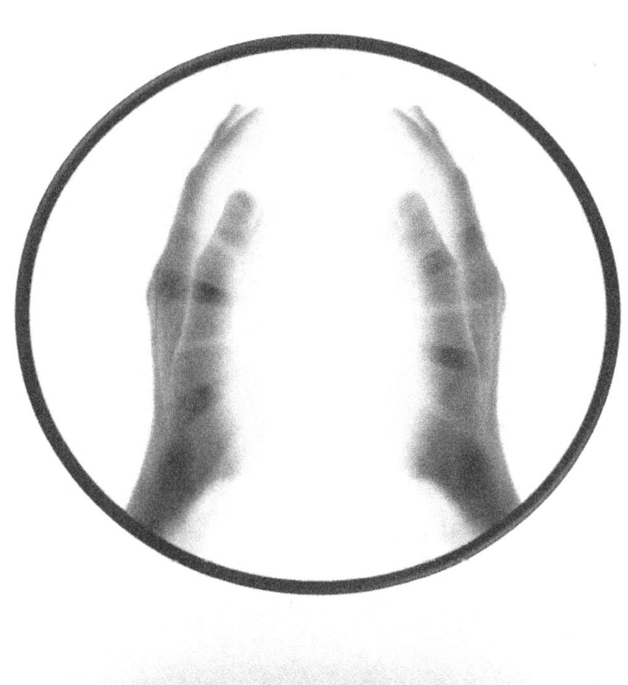

### La Esfera de Energía

Este ejercicio consiste en crear con la imaginación una esfera de energía que sostendremos en las manos. La idea es visualizarla y dotarla de peso, de consistencia, y entonces moverla por el aire sosteniéndola con las manos, sin dejarla caer. El ejercicio se finaliza disolviendo la esfera de energía hasta hacerla desaparecer.

### Manos difusoras de Reiki

Una vez canalizado el Reiki, imaginar que las manos son "regaderas" de energía, que vierten el Reiki sobre una persona, una ciudad, o una situación. Podemos llegar incluso a visualizar aquello que deseamos "empapar" de Reiki frente a nosotros. Este ejercicio es útil para "bañar" de Reiki problemáticas que necesitan solución, como por ejemplo cuando una ciudad o nación enfrenta dificultades debido a desastres naturales o atentados.

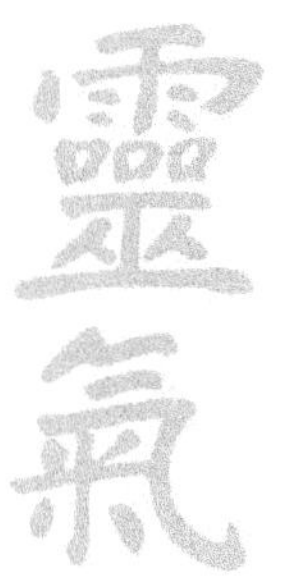



Diversas investigaciones nos plantean que el cuerpo humano funciona a diversos ciclos. Uno de esos ritmos es el ritmo ultradiano (el ciclo natural de trabajo y descanso). Al dormir, soñamos cada 90 a 120 minutos, aunque no lo recordemos. Lo mismo sucede en estado de vigilia. Cada 90 o 120 minutos, el cuerpo nos pide descansar por unos momentos.

La mayoría de las veces, no hacemos caso a esta demanda cíclica de hacer un alto y descansar, y lo suplimos consumiendo café, bebidas energéticas, dulces, y diversos estimulantes que deterioran nuestra salud.

El Reiki resulta de gran ayuda para poder recuperar la energía y ayudar a evaporar el cansancio durante el día.

**Cómo se realiza**

La técnica del ritmo ultradiano puede realizarse en cualquier momento del día, y dura unos cuantos minutos.

1) Coloca tus manos en la primera posición de auto-tratamiento Reiki. Siente por unos momentos cómo el Reiki va descansando tus ojos, envolviendo tu cuerpo y relajando los músculos.

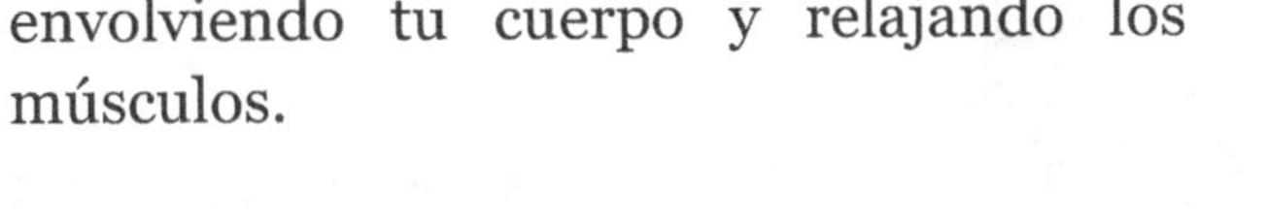


2) La glándula timo está situada entre el Chakra del corazón y el Chakra de la garganta y ayuda a regular las hormonas que potencian el sistema inmunológico.

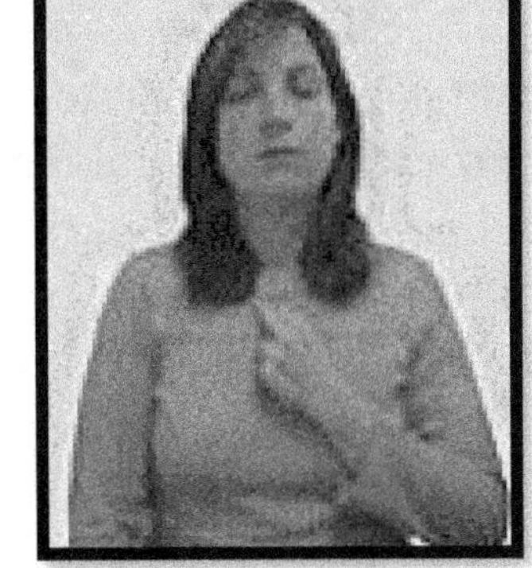

3) Con los dedos índice y medio, da suave pero firmemente 20 a 30 golpecitos. Esta simple técnica será de gran ayuda para que el cansancio no debilite el sistema inmunológico.

# 20. MÚSICA PARA SESIÓN DE REIKI

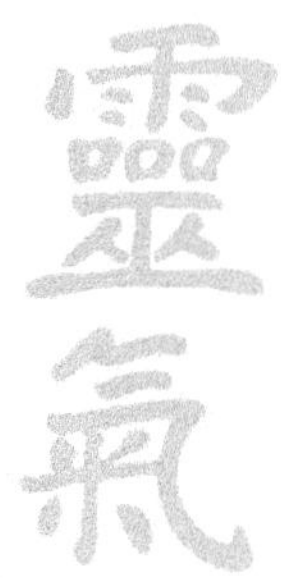

Durante una sesión de Reiki, queda a elección del terapeuta la utilización de música. Muchos pacientes encuentran particularmente agradable y relajante escuchar música suave durante la sesión, y los sonidos pueden incluso guiar su desarrollo.

En lo particular, prefiero el uso de música con sonidos especiales que marquen el cambio de posiciones, cada tres o cinco minutos; pues así el terapeuta se olvida de estar contando o verificando el tiempo, y se concentra totalmente en su labor de sanación.

A continuación, extiendo tres recomendaciones de piezas especialmente diseñadas para la práctica del Reiki. Las tres piezas son del músico Charly Oaks, compositor de excelente música new age, jazz y rock, y co-producidos por la discográfica iMusician en conjunto con Holos Arts Project.

Compartiré los enlaces en los cuales se pueden escuchar de manera gratuita las piezas todas las veces que sea necesario.

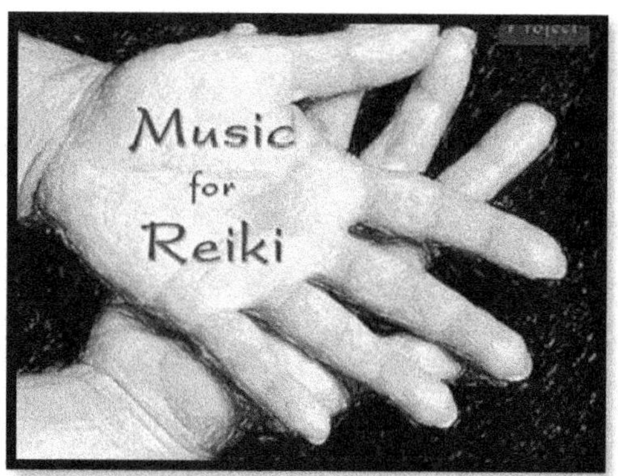



## Music for Reiki

Una selección de sonidos modernos que transportan a diversos lugares imaginarios donde lo misterioso se conjuga con lo sorprendente. Incluye campanitas cada tres minutos, para que los terapeutas se guíen para cambiar de posición de las manos. Duración: 57 minutos.

(Music for Reiki by Charly Oaks). Escucha gratis en Youtube en el siguiente enlace:

https://bit.ly/MusicForReikiCharlyOaks

## Reiki Music

Suaves notas de piano conjugadas con sutiles entonaciones de mantras, harán de su sesión de Reiki algo exquisito. También incluye sonido de campanitas cada 3 minutos para que los terapeutas se guíen auditivamente para hacer el cambio de posición de manos. Duración: 57 minutos.

(Reiki Music by Charly Oaks). Escucha gratis en Youtube en el siguiente enlace:

https://bit.ly/ReikiMusicCharlyOaks

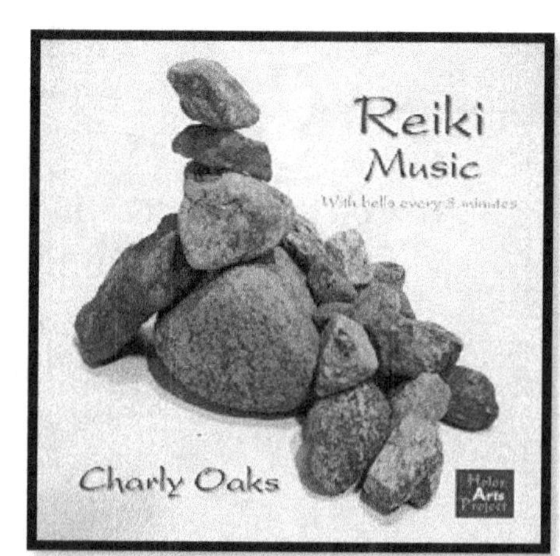

**Reiki Cosmic Energy**

Una composición mística, y relajante que nos hará viajar con sonidos suaves a través del cosmos. Duración: 14 minutos. Ideal para meditaciones y sesiones breves de Reiki.

(Reiki Cosmic Energy by Charly Oaks). Escucha gratis en Youtube en el siguiente enlace:

https://bit.ly/ReikiMusicEnergyCharlyOaks

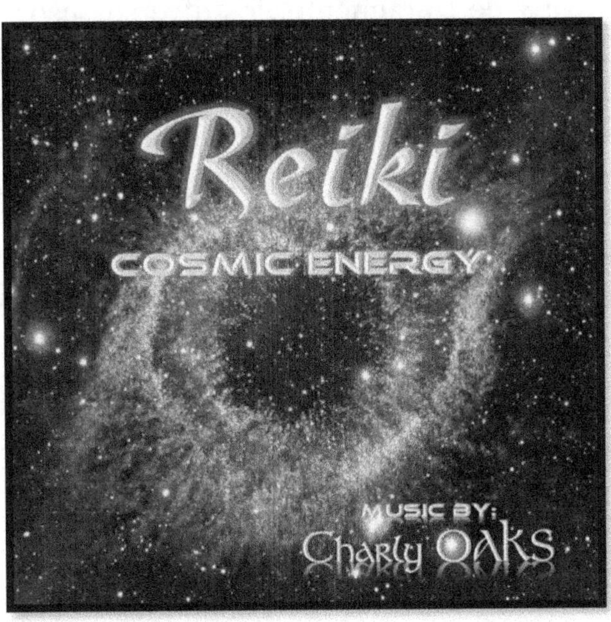

# 21. CONCLUSIONES Y QUIZ DEL NIVEL I

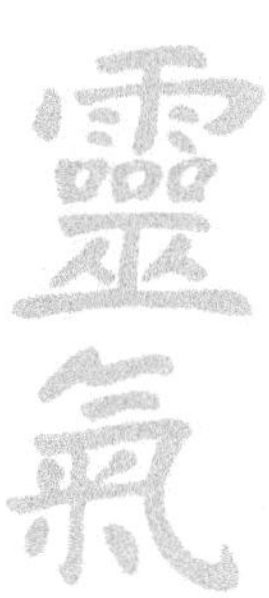

En este primer nivel, denominado Shoden (que en japonés significa "principio de la enseñanza" se obtienen las bases del conocimiento del Reiki. Se aprende su naturaleza, su aplicación auto-curativa y de tratamiento, los diversos usos, así como la forma de integrarlo como un sistema de vida.

Sin embargo, el camino apenas comienza. El Reiki no sirve de nada como conocimiento teórico, sino al ser practicado y experimentado. Cualquier persona que pretenda integrar al Reiki como un sistema de vida, necesita realmente explorarlo de manera cotidiana.

Resulta imprescindible en este momento del camino, recibir la primera sintonización, para así canalizar apropiadamente la energía del Reiki. A continuación, te dejo el enlace a Youtube para que puedas realizarla.

Sintonización al Primer Nivel de Reiki, con Isis Estrada
https://bit.ly/PrimeraSintonizacionReiki
Cualquier duda sobre esta sintonización, puedes escribir a:
holosartsproject@gmail.com

La sintonización ha sido diseñada para que la tomes a distancia, en un tiempo que consideres conveniente, donde puedas relajarte, ya sea sentado o acostado, sin recibir interrupciones. La idea es cerrar los ojos, y dejarte llevar por la meditación guiada creada especialmente para tal fin. Si te es posible, me puedes escribir al correo electrónico arriba mencionado, comentando tus experiencias durante la sintonización, siempre me resulta muy edificante saber cómo van mis alumnos aprendiendo y aprovechando la técnica del Reiki.

El Quiz que concluye el presente Nivel, debe considerarse como una forma de autoevaluación. Integra los aspectos fundamentales que un principiante debe dominar. Al final, encontrarás las respuestas, para así comprobar cómo vas en tus estudios. Adelante, continúa la senda del practicante, y a través de la experiencia mi mejor deseo es que integres la energía universal de vida como parte de tu paradigma de existencia. Ha sido un placer acompañarte hasta este punto del camino. Felicidades. Y continuemos.

# QUIZ DE AUTOEVALUACIÓN DEL NIVEL I

**1. Reiki es una palabra japonesa compuesta de dos sílabas. ¿Qué significa?**
   a) Energía universal de vida
   b) La fuerza del cosmos
   c) El rey de la energía

**2. ¿Funciona el Reiki si la persona a la que se le envía no desea recibirlo?**
   a) No
   b) Sí

**3. ¿Debe dejarse de lado un tratamiento médico si se está recibiendo terapia con Reiki?**
   a) No. El Reiki es una terapia complementaria y nunca debería dejarse cualquier tratamiento médico que se esté llevando.
   b) Sí.

**4. ¿Quién es el fundador del sistema de sanación llamado Reiki?**
   a) Dr. Mikao Usui.
   b) Deepak Chopra.
   c) Buda.

**5. ¿Cuál es el símbolo para el Nivel I de Reiki?**
   a) Cho Ku Rei (CKR).
   b) Tai Chi.

**6. ¿Cuántas son las posiciones de autotratamiento?**
   a) Quince.
   b) Trece.
   c) Veinte.

**7. ¿Cuántas son las posiciones para dar tratamiento a otras personas?**
   a) Quince.
   b) Doce.
   c) Veinte.

**8. ¿Cuántos Chakras existen en el cuerpo?**
   a) Diez.
   b) Siete.
   c) Tres.

**9. ¿Cómo se le denomina a la emanación luminiscente que irradian los cuerpos vivos?**
   a) Akasha.
   b) Aura.

**10. El Reiki le pertenece a...**
   a) Le pertenece a todos.
   b) Le pertenece a sus descubridores.

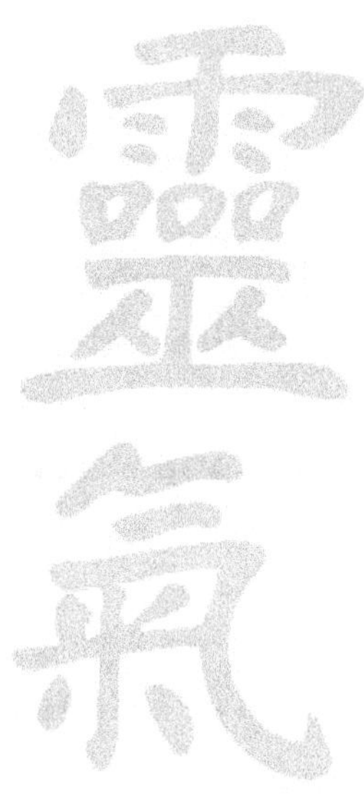

**RESPUESTAS CORRECTAS:**
1a, 2a, 3a, 4a, 5a, 6b, 7b, 8b, 9b, 10a.

# Sección II:
# Okuden, el Practicante

# Nivel II

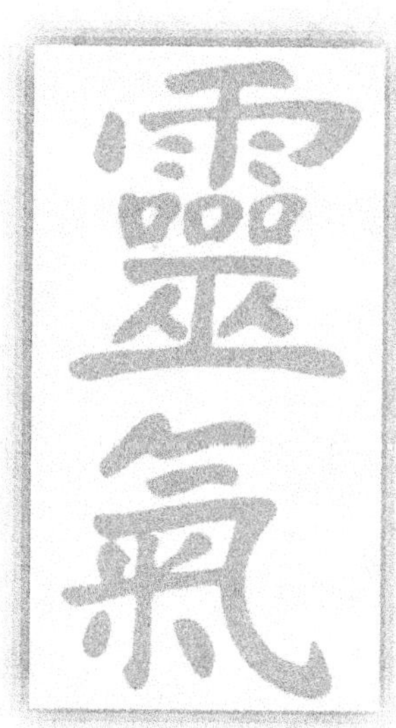

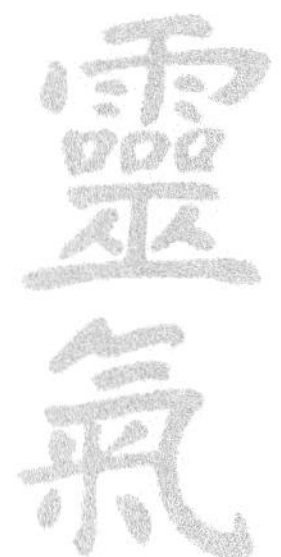



La constante práctica de los preceptos enseñados en el primer nivel de Reiki –y por constante me refiero a diaria- te hará comprender que una vez incorporada la noción del Reiki a tu estilo de vida, tu visión de la realidad se amplía: comienzas a mirarlo todo en términos "cósmicos". Interactuar directamente con la energía que entreteje al universo, canalizarla, debe ser motivo para sentirse más humilde, más agradecido, y con un mayor propósito de servicio hacia los demás.

Los beneficios individuales de por sí ya son innumerables para el practicante de Reiki, los cuales se traducen en una mejor salud, una mayor curiosidad por la naturaleza real de lo existente, y una mejor disciplina de las emociones.

Así que práctica, práctica y práctica. Ninguna lectura o conferencia te dará la información que se adquiere haciendo algo. Experimentando, y sacando tus propias conclusiones es cómo llegarás a dominar todo este tema, y sobre todo, a disfrutar de las satisfacciones que te aguardan.

El segundo nivel, te acercará a la utilización de símbolos muy precisos en la práctica del Reiki, así como a la sanación cuántica. Los pre-conceptos de la significación del tiempo y el espacio serán sacudidos, reflexionados, para finalmente descubrir que, a un nivel muy sutil de existencia, en el campo de la energía Reiki, el tiempo y el espacio desaparecen. ¿Interesante? ¡Te invito a que prosigas con la lectura del presente libro!

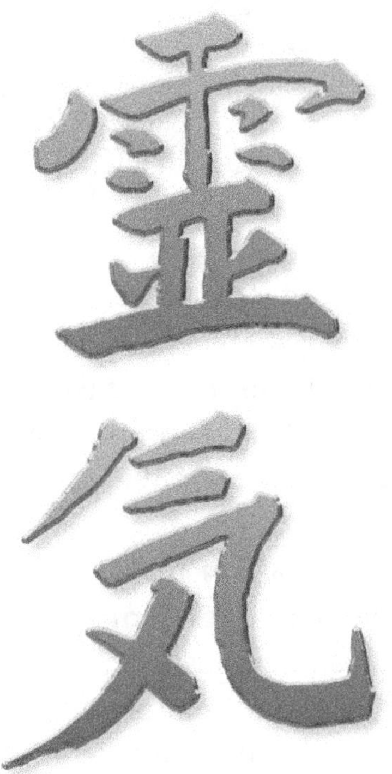

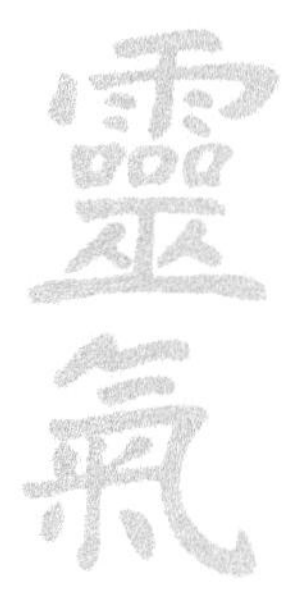

Los cinco principios del Reiki enseñados en el primer nivel, están sustentados en los tres pilares del Reiki, que son:

- Gassho.
- Reiji-ho.
- Chiryo.

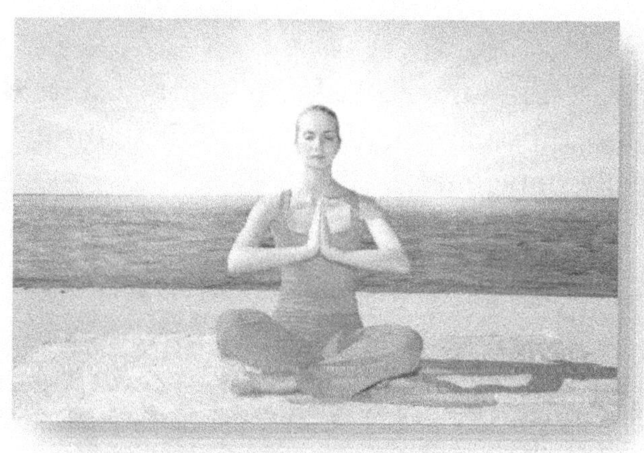

## EL PRIMER PILAR: GASSHO.

El Dr. Mikao Usui enseñó a sus estudiantes la meditación Gassho. El significado de Gassho es "dos manos que se unen". Gassho es un apoyo para conservar la intención de gratitud y respeto, el enfoque, el equilibrio y la conexión con la conciencia colectiva.

Gassho ayuda a enfocar y calmar la mente durante la meditación; y consiste en colocar las manos en posición de oración, cerrar los ojos, trayendo la conciencia y atención hacia la punta del dedo medio. Si su mente se distrae, presionar suavemente los dedos medio juntos, y reorientar.

Hay dos formas de Gassho tradicionales: formal e informal.

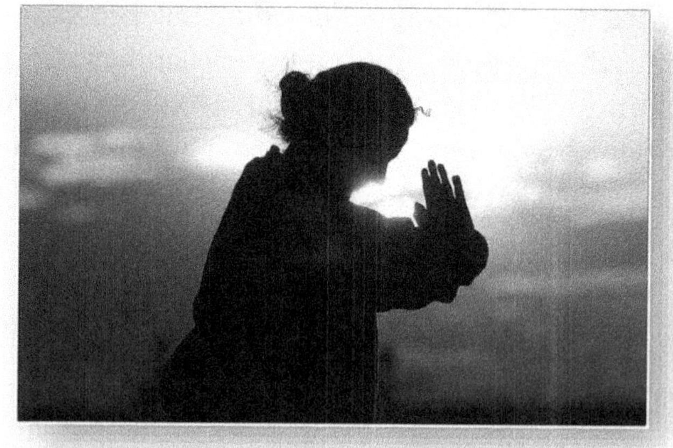

El Gassho formal se utiliza en situaciones tales como rituales y servicios religiosos para expresar reverencia. Las manos se llevan juntas delante de la cara, los dedos estirados y apuntando hacia arriba, con las palmas de las manos presionando juntos. Los antebrazos se colocan aproximadamente a 30° de ángulo al suelo; con las yemas de los dedos a la misma altura que la parte superior de la nariz, pero las manos a unas cuatro pulgadas de distancia de la punta de la nariz. Los ojos se centran en las puntas de los dedos del medio.

Mu-shin Gassho es una versión informal que se utiliza sobre todo en saludos. Las manos se juntan sin apretar, con la punta de los dedos y los pulgares tocándose, con un ligero espacio entre las palmas de las manos. Los antebrazos son en un ángulo de 45 ° con respecto al suelo. Las manos se ubican cerca de cuatro pulgadas enfrente de la punta de la nariz, con las manos más bajas que la posición formal, delante de la boca, las yemas de los dedos justo debajo de la nariz. Una vez más, los ojos se centran en las puntas de los dedos del medio. Muchas personas también realizan el Mu-shin Gassho con sus manos colocadas en frente de su pecho, justo por encima del corazón.

En este punto del camino, te recomiendo que se realices la meditación Gassho por la mañana y por la tarde -de quince a treinta minutos- idealmente durante un mes. Puede que te resulte útil tomar notas de tus experiencias mientras meditas, así como la forma en que tu situación de vida va cambiando con el tiempo. No te sorprenda encontrarte cada día más centrado y con una mayor conexión con tu esencia interior.

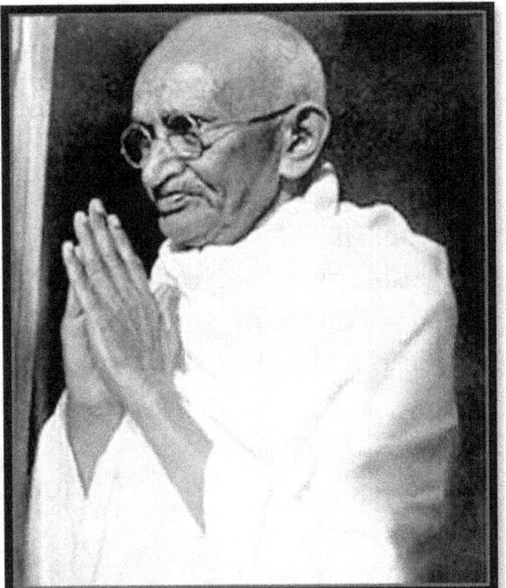

Meditación Gassho:

• En una posición sentada (en una silla o en el suelo), colocar las manos en la posición Mu-shin Gassho.

• Enfoca tu atención donde tus dos dedos medios se encuentran.

• Deja que tus pensamientos se aparten. A medida que surgen más pensamientos, míralos pasar y mantén tu enfoque en los dedos.

• Recitar los cinco principios de Reiki o una versión de los mismos en voz alta, o en tu mente.

• Si encuentras incomodidad en tus brazos, puedes bajar lentamente las manos al regazo.

• Percibe el aquí y el ahora, el ritmo de tu respiración tranquila y profunda, hasta lograr un estado de gran relajación.

• Cuando hayas terminado, envía una intención de gratitud al universo. Si te es posible, coloca las palmas de las manos suave y rápidamente sobre el suelo como una manera eficaz de poner fin a la sesión y conectarte con la Madre Tierra.

## EL SEGUNDO PILAR: REIJI-HO.

Reiji significa "indicación de la energía Reiki", mientras que Ho significa "métodos". Reiji-Ho consta de tres rituales cortos que se pueden realizar antes de cada sesión de curación.

1. Realiza por breves momentos, la meditación Gassho.
2. Eleva una oración, que muestre agradecimiento a Dios y al universo por la oportunidad de utilizar la energía del Reiki. También, eleva una oración por tu paciente, para que encuentre justa y pronta recuperación.
3. Solicita a la energía del Reiki guiar la sesión, conducir tus manos hacia aquellos puntos que requieran mayor difusión de energía. Deja y permite que la energía fluya de manera libre.

## EL TERCER PILAR: CHIRYO.

Chiryo significa "tratamiento". Chiryo se lleva a cabo por el sanador sosteniendo su mano dominante encima de Chakra de la corona del cliente y esperando hasta que haya una señal moverse, que la mano sigue. El practicante Reiki continúa utilizando su intuición con respecto a la colocación de las manos hasta que finamente siente que es momento de finalizar la sesión.

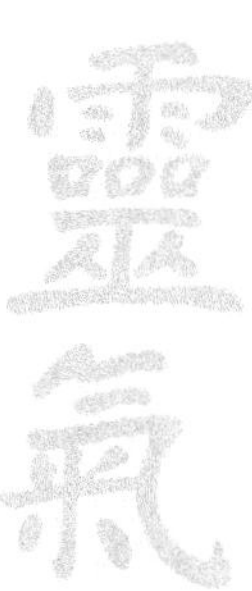

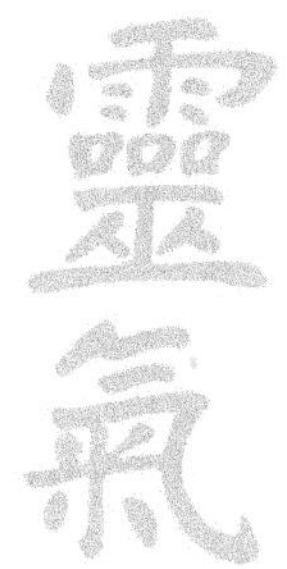



En cualquier técnica de sanación energética, la respiración es considerada uno de los factores principales para el manejo adecuado de la energía. En nuestra vida cotidiana, respiramos para mantener nuestro organismo, pero en las tradiciones esotéricas, la respiración es utilizada para acceder a niveles más profundos de consciencia.

En el Reiki, existen diversos métodos de respiración, que puedes practicar por tu parte, e incluso enseñar a tus pacientes para un mejor aprovechamiento de la energía curativa.

JOSHIN KOKYUU-HO (respiración de limpieza).

El Dr. Mikao Usui enseñó a sus alumnos esta respiración sencilla que consiste en lo siguiente:

- En posición sentada, enfocarse en la respiración.
- Al inhalar, sentir la energía de Reiki que ingresa al organismo.
- Visualizar la energía que baja desde el Chakra de la Corona e inunda el resto del cuerpo.
- Al exhalar, concentrarse en la sensación del Reiki activando la totalidad de los Chakras del cuerpo.

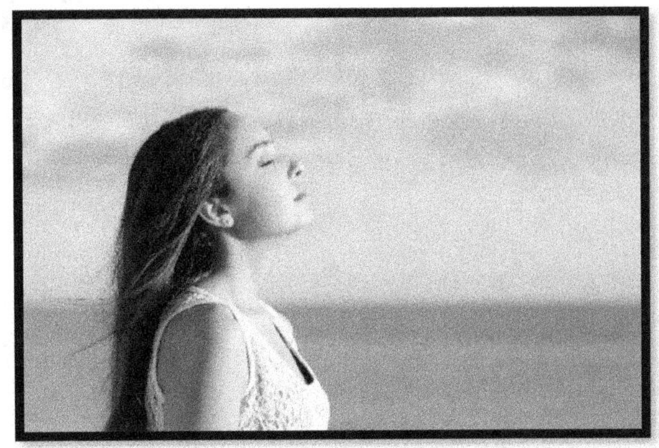

RESPIRACIÓN DAN TIAN

Esta respiración se concentra en el abdomen, en el punto entre el ombligo y el hueso púbico. En esta área llamada Dan Tian, se concentra una reserva extra de energía que puede ser utilizada para proporcionar una mayor vitalidad.

- Al inicio, la inhalación y exhalación deben realizarse únicamente a través de la nariz.

- Al inhalar profundamente, concentrarse en el área Dan Tian.

- Al exhalar, liberar la energía de este punto, sintiendo cómo se esparce por todo el cuerpo, visualizando la energía irradiando con una luz blanca y brillante.

- Este ejercicio debe realizarse relajadamente, con respiraciones profundas.

- Después de haber realizado de 3 a 5 veces la respiración, se finaliza de la siguiente manera: se exhala ahora a través de la boca, visualizando cómo la energía de luz blanca también se irradia desde la boca, las manos y los pies. Realizarlo así otras 3 a 5 veces y concluir.

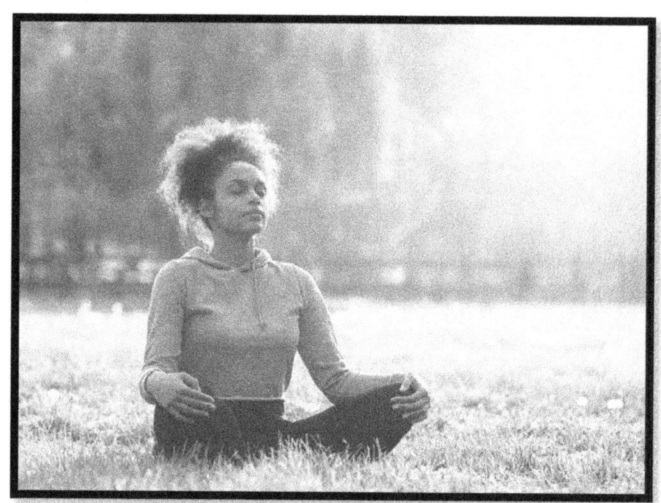

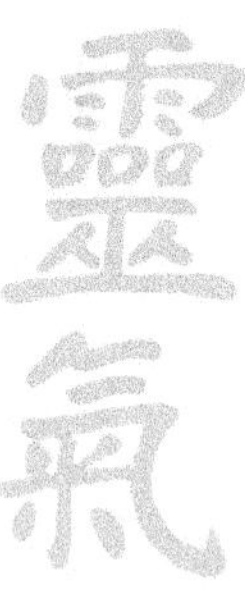

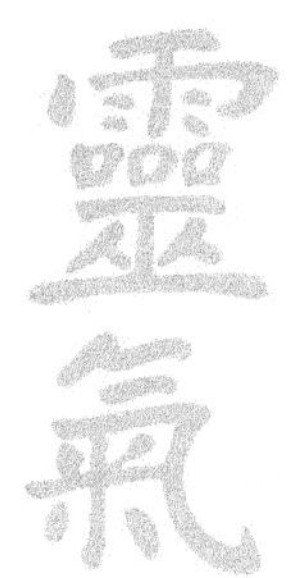



Los símbolos del Nivel II del Reiki te ayudarán a enfocar y magnificar la energía del Reiki durante las sesiones. El uso de los símbolos puede ser de gran ayuda para acelerar una sesión, realizar una curación a distancia, así como para purificaciones mentales o emocionales. Mientras más los integres a tu práctica, irás encontrando más usos en tu vida personal y en tus curaciones.

### LOS SÍMBOLOS SAGRADOS DEL REIKI

Los símbolos han sido utilizados durante siglos para transmitir mensajes y cuando son empleados por grandes grupos, pueden contener una vibración específica. La geometría sagrada es un ejemplo de tales símbolos.

Los símbolos son un aspecto del Reiki que lo distingue de otras modalidades curativas. Aunque los practicantes pueden utilizar eficazmente la energía de Reiki sin el uso de los símbolos, los símbolos ayudan a amplificar la energía durante una sesión.

Hay cuatro símbolos sagrados que el Dr. Mikao Usui enseñó a sus estudiantes. Tres símbolos se aprenden en el Nivel II junto con el cuarto símbolo que se enseña a los estudiantes en el nivel maestro. Una vez que un alumno ha sido sintonizado con los símbolos de Reiki, estará conectado a un nivel consciente y subconsciente a esos símbolos de por vida.

Los símbolos del Reiki sólo pueden usarse para el bien. Durante la sintonización, el Maestro Reiki conecta al estudiante con la energía y los símbolos. A partir de ese momento, el alumno se basará en las intenciones de los símbolos para canalizar la energía Reiki a una velocidad amplificada.

El Dr. Usui encontró los cuatro símbolos en sutras sánscritos que estaba estudiando. Durante el tiempo que pasó ayunando y meditando, Usui se dio cuenta de que los

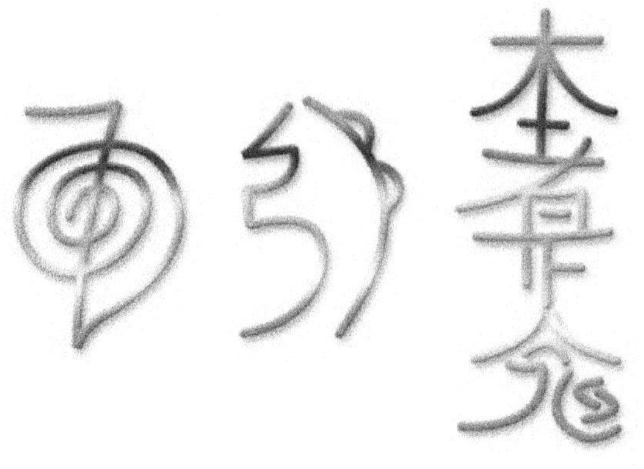

símbolos ayudarían a alinear a los estudiantes con la energía Reiki de una manera más específica. Los símbolos pueden utilizarse cuando se trabaja con otros, o con uno mismo.

Puede resultarte útil visualizar los símbolos como energía viva. Es posible que veas colores cuando utilices símbolos, como el color blanco. Puedes dibujar los símbolos en tu mente y verlos colocados encima de las diversas partes del cuerpo del destinatario.

Los símbolos son fáciles de usar, y funcionan automáticamente. Son como llaves que abren puertas a niveles superiores de consciencia y manifestación.

Algunas personas han leído sobre el Reiki, o visto los símbolos en un libro o internet, y piensan que pueden usarlos para curación, pero no es así. Es únicamente después de una sintonización por parte de su maestro Reiki, que el alumno puede acceder al propósito de cada símbolo. Al final del segundo nivel del presente libro, recibirás tu sintonización correspondiente, para que puedas utilizarlo en tu práctica del Reiki.

Los símbolos pueden utilizarse:

- Dibujándolos sobre la palma de la mano.

- Visualizándolos sobre el Chakra de la Corona del paciente.

- Visualizándolos sobre una persona, animal, vegetal, lugar, o acontecimiento que uno desea resulten beneficiados por la acción del símbolo.

- Entonándolos como un mantra.

Un mantra, tradicionalmente es una palabra o sonido que se repite para ayudar a la concentración durante la meditación, particularmente en el hinduismo y en el budismo. En sánscrito, "mantra" se traduce como "un instrumento del pensamiento" cuya raíz es la palabra "man" que significa "pensar". Cada símbolo del Reiki tiene su mantra —en japonés llamado "kotodama" (el alma del lenguaje) o "jumon" (mundo espiritual)- y que corresponde al "nombre" del símbolo.

En el primer nivel, ya se explicó el significado del símbolo Cho Ku Rei (CKR). Ahora, toca revisar los símbolos del segundo nivel: Sei He Ki (SHK), y Hon Sha Ze Sho Nen (HSZSN).

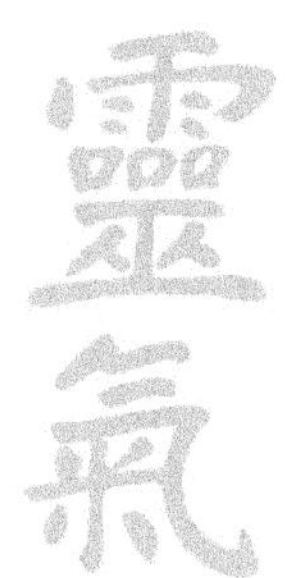



En Occidente, este símbolo tradicionalmente ha sido llamado el símbolo mental y emocional, mientras que en Japón se refieren a él como el símbolo de la armonía. Tiene una energía muy sutil, y siempre se usa en conjunto con el símbolo de poder (Cho Ku Rei). Su forma consiste en nueve pinceladas, y su principal función es restablecer el balance emocional y psicológico, elevar la sensitividad y receptividad, así como dar paz y armonía.

- Ayuda a equilibrar el lado derecho e izquierdo del cerebro, brindando sentimientos de tranquilidad.
- Puede ser usado para todo tipo de problemas personales, familiares y de comunicación. Usando el símbolo, se desbloquean y purifican emociones reprimidas.

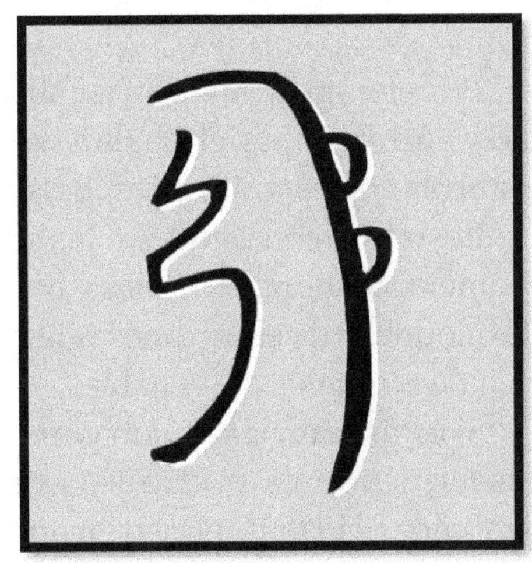

## CÓMO DIBUJAR EL SEI HE KI

1. Dibujar una línea zig-zag consistente en tres partes.
2. Trazar una línea curva de arriba hacia abajo.

3 y 4. Dibujar dos medios círculos en la línea curva.

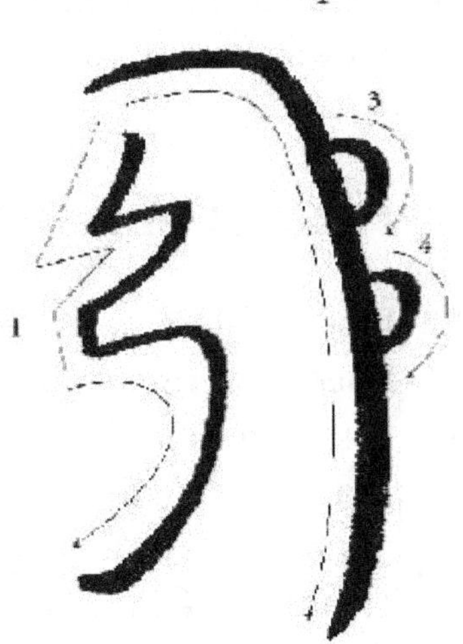

## EL SÁNDWICH REIKI

Para activar el Sei He Ki, es necesario realizar lo que se conoce como el "Sándwich Reiki", el cual consiste en usar el Sei He Ki en medio de dos Cho Ku Rei. Sea cual fuera la modalidad de su utilización, el Sándwich Reiki potencializa la sutileza del Sei He Ki.

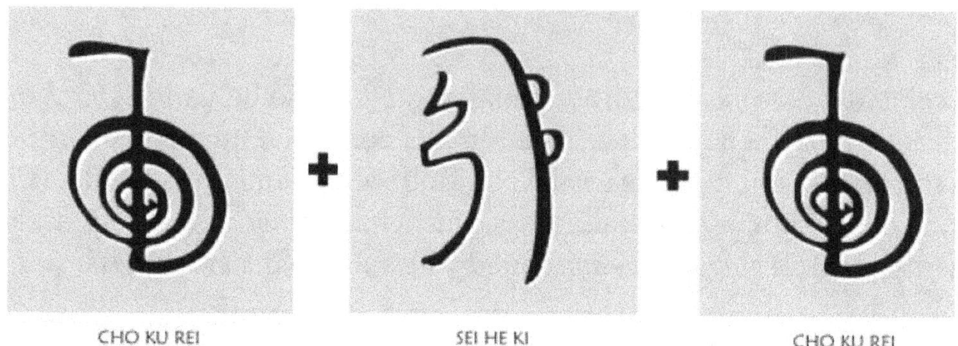


Por ejemplo, puedes visualizar el Sándwich Reiki emanando del Chakra de tu tercer ojo y entrando por el Chakra del tercer ojo del paciente. Como paso siguiente, entona los mantras correspondientes al Sándwich Reiki (CKR-SHK-CKR).

Posteriormente, dibuja los símbolos en las palmas de tus manos y colócalas por unos momentos sobre el Chakra del tercer ojo del paciente. Ya que este ejercicio provoca desbloqueos de emociones reprimidas, te recomendamos al terminar tener a la mano una caja de pañuelos desechables.

Si estás trabajando con personas que sufren de fuertes desbalances físicos (tales como cáncer, leucemia u otro tipo de enfermedades autoinmunes) visualiza que cientos de símbolos Sei He Ki penetran en cada una de las células de su organismo.

Si tú, en lo personal, te encuentras en una disyuntiva o tienes una decisión importante qué tomar y no sabes qué hacer, escribe en un papel tu problema, y dibuja en seguida el símbolo Sei He Ki. Dobla el papel y guárdalo. Tu respuesta llegará a ti intuitivamente en cuestión de días, u horas.


## EL SEI HE KI PUEDE UTILIZARSE PARA:

- Liberar bloqueos y resistencia en el cuerpo.
- Encontrar una solución a problemas a largo plazo.
- Erradicar las adicciones al alcohol, las drogas y el tabaquismo.
- Tratamiento de la anorexia nerviosa y la bulimia.
- Ayuda en problemas de comunicación interpersonal.
- Tratar ansiedad, miedo, fobias.
- Ayuda a procesar la ira, la tristeza y otras emociones.
- Ayuda a facilitar el proceso de duelo.

- A mejorar la memoria.
- Apoya en el uso de las afirmaciones.
- Puede mejorar la intuición y la inspiración.
- A crear un ambiente tranquilo.
- Arreglar discusiones y situaciones tensas
- Equilibra el hogar, el trabajo.
- Potencializa el trabajo con cristales.
- Puede proporcionar protección a todos los niveles.
- Ayudar a encontrar objetos perdidos.
- Mejorar la creatividad.

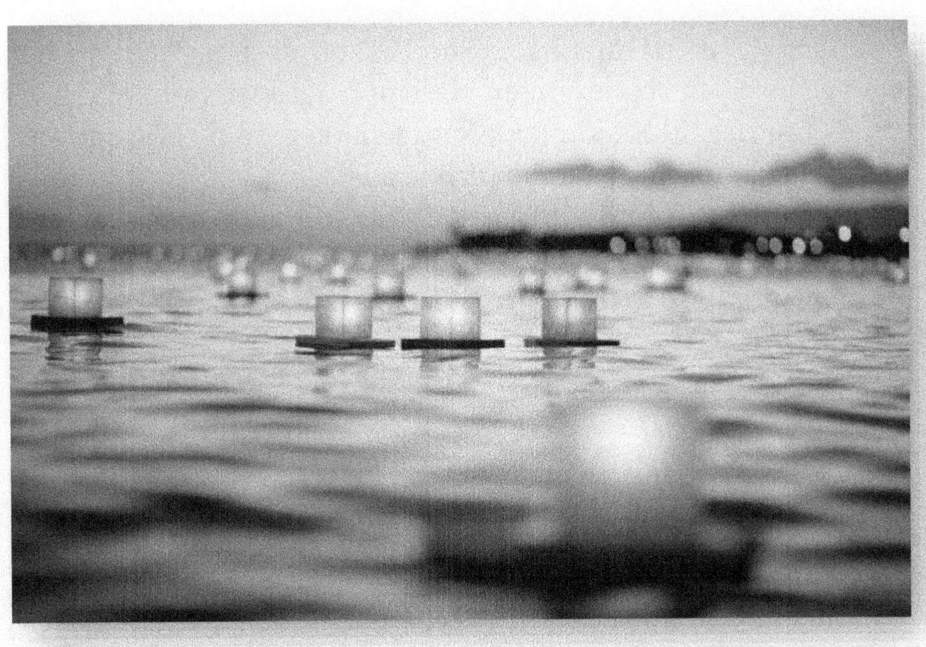

## 27. HON SHA ZE SHO NEN: EL SÍMBOLO DE LA CURACIÓN A TRAVÉS DEL TIEMPO Y EL ESPACIO

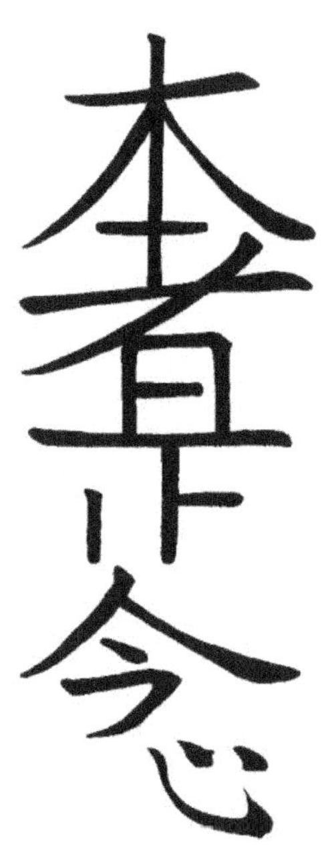

El tercer símbolo de Reiki es el Hon Sha Ze Sho Nen (HSZSN). Este símbolo se conoce como el símbolo de curación a distancia, y se utiliza para trascender el tiempo y el espacio. Como todos los otros símbolos, el símbolo de Cho Ku Rei se utiliza primero para activar el Hon Sha Ze Sho Nen.

El HSZSN le da al practicante de Reiki la capacidad de canalizarlo a través del espacio, y de esta manera se puede enviar a cualquier parte del mundo.

El símbolo Hon Sha Ze Sho Nen también permite que el practicante produzca una conexión en el tiempo desde el presente, hacia el pasado o el futuro. El Reiki puede ser enviado para a curar un problema de la infancia o incluso a una vida pasada.

Las situaciones futuras tales como operaciones, entrevistas o reuniones de negocios se pueden mejorar mucho enviando Reiki por adelantado. El tiempo no tiene relevancia cuando se utiliza el símbolo HSZSN.

### CÓMO DIBUJAR EL HON SHA ZE SHO NEN

Su forma, como la figura lo muestra, consiste en 22 trazos realizados de arriba hacia abajo, y de izquierda a derecha.
EL HSZSN se puede utilizar para:

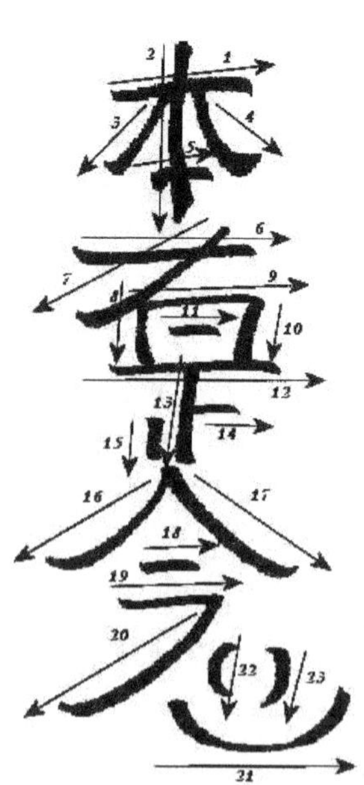

- Enviar tratamientos completos a distancia a cualquier ser vivo, así como a situaciones o lugares.
- Enviar Reiki hacia el futuro, incluso programar un tratamiento para un tiempo posterior.
- Enviar Reiki a cualquier punto del pasado, por ejemplo para solucionar problemas, traumas y relaciones dañinas; así como para curar los efectos mentales, emocionales y mentales de un evento.
- Excelente para tratar enfermedades crónicas; así como para enviar Reiki al futuro, en el caso de cirugías programadas, etc.

Para activar el símbolo de Hon Sha Ze Sho Nen debes dibujar primero a Cho Ku Rei entonando las palabras Cho Ku Rei tres veces. A continuación, dibujar el Hon Sha Ze Sho Nen en la parte superior del Cho Ku Rei y entona las palabras (mantra) Hon Sha Ze Sho Nen tres veces. Finalmente dibujas el Cho Ku Rei encima del Hon Sha Ze Sho Nen recordando entonar las palabras Cho Ku Rei tres veces más.

## EL SÁNDWICH REIKI COMPLETO

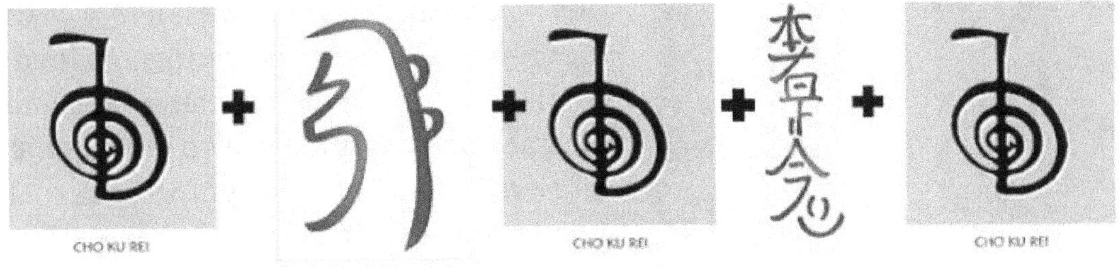


Si se desean utilizar ambos símbolos en conjunto (el Sei He Ki y el Hon Sha Ze Sho Nen), es necesario intercalar Cho Ku Rei formando el "Sándwich Reiki Completo.

# 28. CURACIÓN A DISTANCIA (ESPACIO-TEMPORAL)

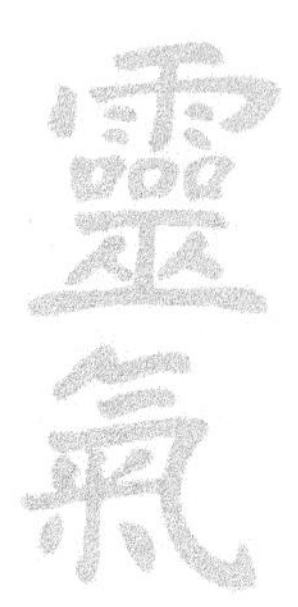

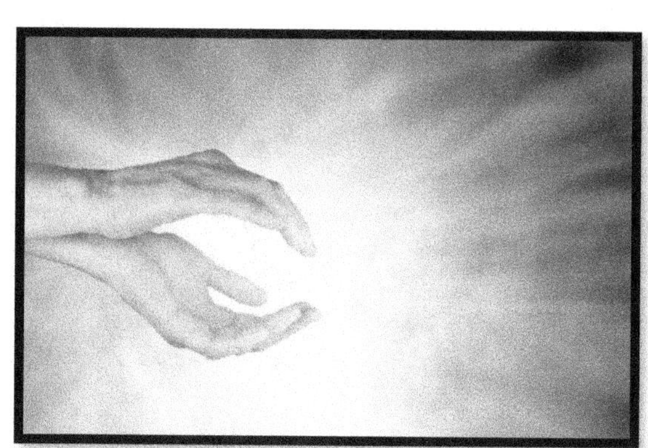

Con la práctica, podrás enviar Reiki cuando y donde sea necesario, así como realizar una sesión de curación a distancia independientemente del entorno o lugar donde te encuentres. Tendrás la habilidad de filtrar las distracciones, y enfocarte en el envío de Reiki a la persona, lugar o evento. Esta capacidad puede ser extremadamente útil si necesitas canalizar Reiki en el caso de una emergencia, o simplemente para organizar tu tiempo y realizar sesiones a distancia cuando tu agenda así lo permita.

**RECOMENDACIONES AL REALIZAR UNA SESIÓN DE REIKI A DISTANCIA.**

- Encuentra un lugar tranquilo y asegúrate de tener suficiente tiempo para no ser interrumpido.

- Al iniciar, realiza algún ejercicio de respiración, para así entrar en un estado de relajación.

- Despeja tu mente y libera cualquier expectativa con respecto a la sesión. Recuerda que solamente eres el canal para que el Reiki fluya. El Reiki, hará el trabajo y viajará a través del tiempo y el espacio para conectarse con el destinatario de la sesión.

- Una vez que sientas la conexión con el Reiki, comienza a transmitir la energía usando el método que hayas decidido previamente. Recuerda que todos los métodos son eficaces, por lo que es buena idea probarlos todos para que puedas decidir sobre tu favorito para utilizarlo regularmente.

- Continúa la sesión por el tiempo que intuitivamente sientas que debe continuar. El Reiki irá a donde sea necesario y continuará trabajando incluso después de haber terminado la sesión. La clave con las sesiones a distancia es la intención.

- Siempre termina la sesión de Reiki a distancia con una visión positiva de la persona, lugar, evento o situación en la que te has estado enfocando. También puedes imaginar un escenario diferente, para las sesiones en las cuales te enfocas en un evento pasado.

- Después de la sesión de curación a distancia, libera el resultado a la sabiduría y el amor del Reiki. Confía en que el Reiki regulará el mejor resultado posible para el receptor.

- Recuerda desconectarte del receptor, una vez terminada la sesión y lávate las manos con agua fría. También, beber un vaso de agua puede ayudarte a regresar nuevamente a ámbito de tus propias sensaciones, y terminar así adecuadamente la sesión.

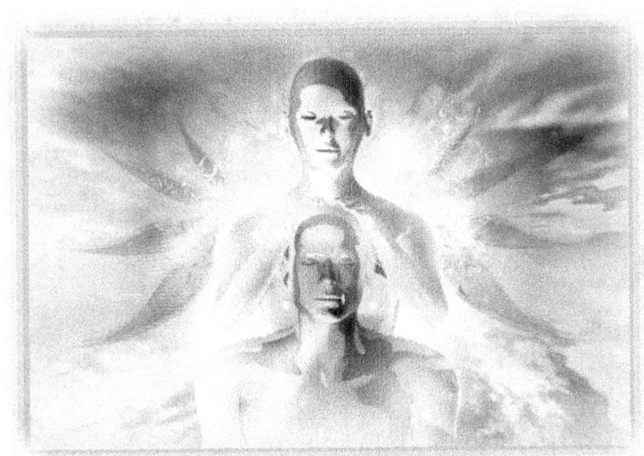

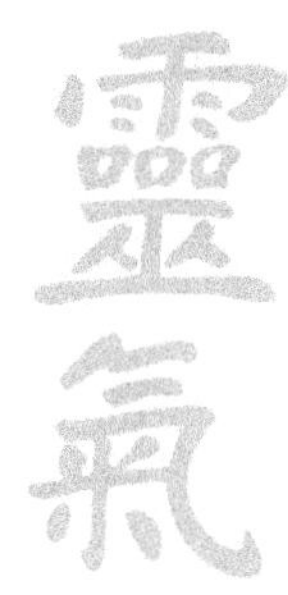

Los símbolos tradicionales del Dr. Usui cubren todas las eventualidades. Sin embargo, existen varios símbolos no tradicionales que tienen propósitos específicos y se pueden utilizar junto con el sándwich de Reiki completo.

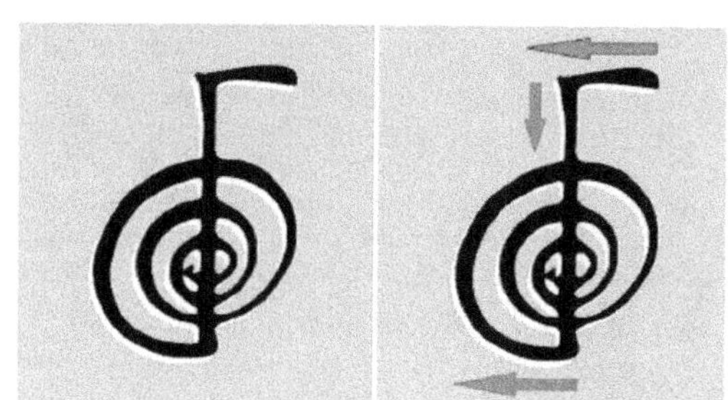

## CHO KU REI REVERSO

Este símbolo se dibuja en el sentido de las agujas del reloj, a diferencia del CKR tradicional que se dibuja en sentido contrario. Cuando se usan juntos, los dos Cho Ku Rei son similares a la doble hélice encontrada en el ADN.

## SÁNDWICH CON EL CHO KU REI REVERSO

El CKR en el sentido de las agujas del reloj se conecta con lo espiritual, mientras que el CKR contrario a las agujas del reloj se conecta con lo terrenal. El uso de los dos brindará balance en ambos ámbitos. Puedes utilizar el CKR tradicional al principio del sándwich Reiki y el CKR reverso en el extremo final.

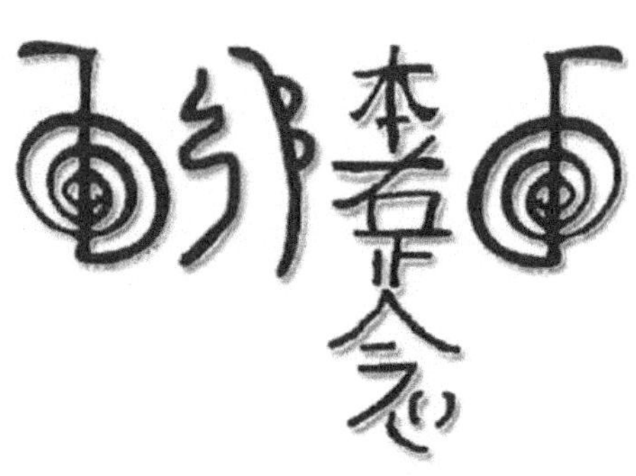

## ZONAR

El símbolo de Zonar representa al infinito, lo eterno. Se dibuja como la letra Z con el trazo final que dibuja el símbolo del infinito.

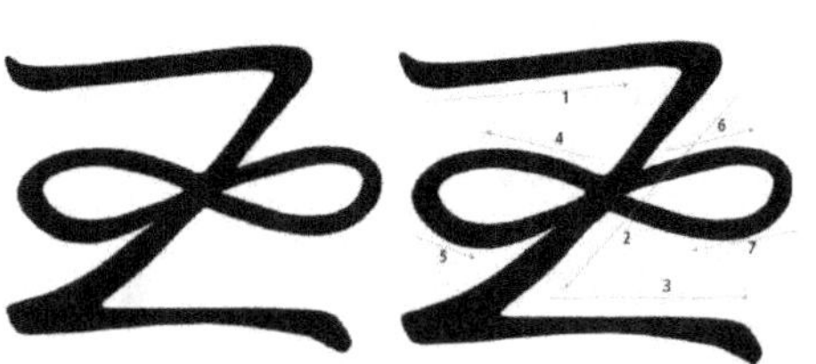

Este símbolo se utiliza para problemas de vidas pasadas, problemas kármicos y de dimensiones cruzadas que son difíciles de definir. Puede haber situaciones conflictivas que se manifiestan en nuestra vida presente, que son residuos de vidas anteriores.

## MOTOR ZANON

Este símbolo puede utilizarse para virus, infecciones, etc. Significado "motor" significa dentro, y "zanon" significa hacia fuera. Este símbolo puede ayudar a entrar al organismo simbólicamente, y ayudar a extraer el aspecto extraño o desequilibrado del cuerpo.

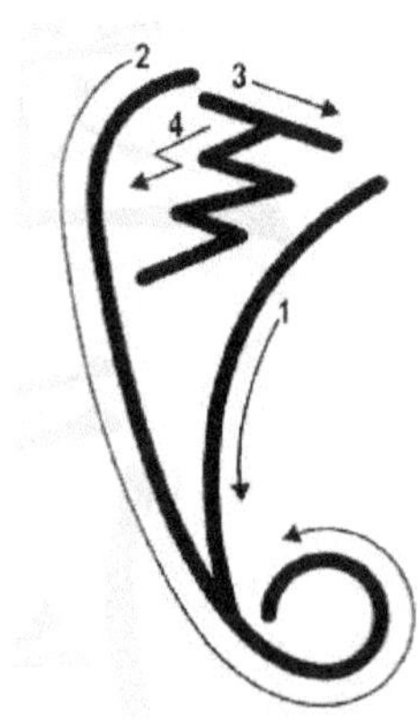

Cuando practiques por primera vez la curación a distancia, te recomiendo seguir una rutina con la que te sientas cómodo, de manera que puedas estar relajado y concentrado durante la sesión, en lugar de preocupado por la mecánica de lo que estás haciendo.

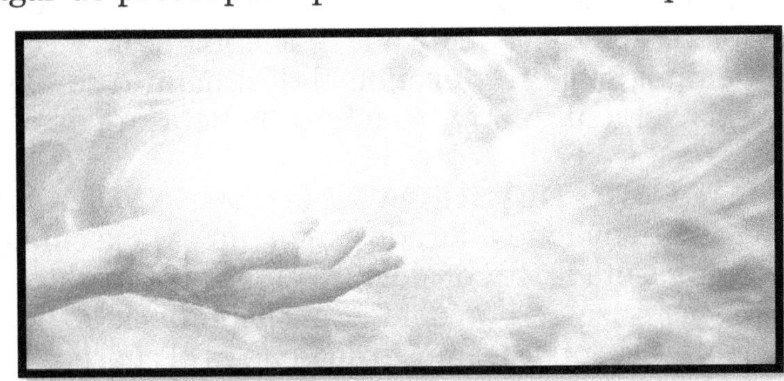

Al principio, necesitarás consultar en tus notas el procedimiento; sin embargo, en un corto lapso de tiempo, y a través de la repetición y la práctica, tu memoria registrará los pasos a seguir, y tendrás oportunidad de disfrutar más y seguir tu intuición.

Debido a que el destinatario no se encuentra delante de ti cuando estás realizando una sesión a distancia, necesitas hallar una manera de visualizar lo que está sucediendo durante la sesión. A continuación, se enumeran varios métodos para ayudarte a visualizar o representar al destinatario en tu mente.

### EL MÉTODO DE SUSTITUCIÓN

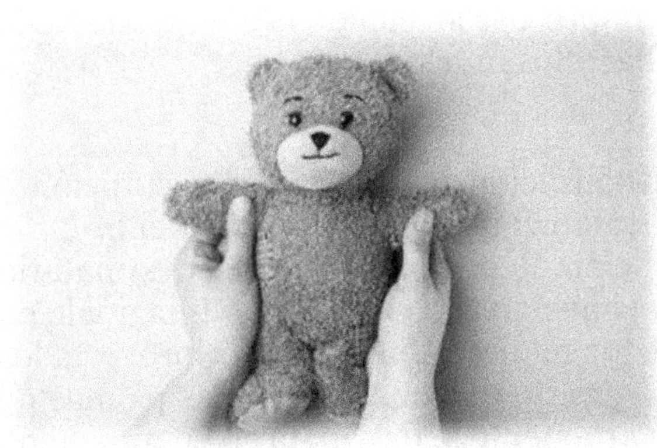

Hay una variedad de cosas que puedes usar como un sustituto para canalizar Reiki. Lo más importante que debes hacer al principio de la sesión a distancia, es determinar claramente que el sustituto está representando a la persona, animal, cosa o situación a la que estás enviando Reiki. Una fotografía, un animal de peluche, una pluma, un cristal o los detalles del destinatario escritos en un trozo de papel son algunos ejemplos de un sustituto eficaz.

Muchos practicantes de Reiki tienen como sustituto favorito a un animal de peluche, y lo usan para todas sus sesiones a distancia. La ventaja del muñeco de peluche es que se pueden trabajar con mayor precisión las distintas posiciones de las manos y los Chakras. Por ejemplo, si una persona tiene un brazo derecho lesionado, puedes pasar más tiempo tratando el brazo derecho del oso de peluche.

Otro método es el siguiente. Primero, deberás encontrar una fotografía de la persona que desea recibir el Reiki a distancia, luego anotas su nombre y la ubicación en la que se encuentra. Elijan un momento en que ambos podrán relajarse sin interrupciones. Coloca la foto y el pedazo de papel en tus manos. Establece tu intención en voz alta añadiendo que la foto se utilizará como sustituto de la persona.

A continuación, visualizar al paciente recostado. Conservando la foto y el pedazo de papel en tu mano no dominante, dibuja imaginariamente el Sándwich Reiki sobre la foto. Luego, cierra los ojos, junta las manos, y visualiza el envío de energía curativa a la persona.

Es importante recordar que la persona a la cual estás enviando Reiki debe estar de acuerdo, y debe permanecer receptivo en los momentos en que va a recibir la energía.

Toma cuenta que los símbolos Reiki transcienden el tiempo y el espacio. Puedes establecer la intención de que la energía Reiki se canalice durante un período específico de tiempo. Siempre y cuando el destinatario se tome el tiempo cada día para recibir la energía del Reiki, aprovechará y se beneficiará de ella.

## EL MÉTODO DEL REGAZO PARA ENVIAR ENERGÍA

Otro método utilizado a menudo para la curación a distancia, es del regazo. En una posición sentada, se considerará el muslo derecho como sustituto del paciente viendo de frente, y el izquierdo como el paciente boca abajo. La rodilla derecha es la cabeza del paciente, el centro del muslo derecho es el cuerpo, y el resto del muslo derecho constituye las piernas y los pies del cliente. La rodilla izquierda y el muslo representarán la parte posterior de la cabeza y el cuerpo del cliente. Tu rodilla izquierda es la parte posterior de la cabeza, el muslo izquierdo es la espalda y el resto representa la parte posterior de las piernas y pies de tu cliente.

Este tratamiento tarda aproximadamente quince minutos en completarse. Puedes dibujar o visualizar los tres símbolos de Usui (sándwich de Reiki completo) con cada posición de la mano. Recuerda entonar las palabras de cada símbolo tres veces. A continuación, completarás la sesión como de costumbre, agradeciendo la energía de Reiki y barriendo el aura del receptor frotando las rodillas y los muslos.

## EL MÉTODO DE VISUALIZACIÓN

Hay dos maneras básicas de usar la visualización para realizar la curación a distancia. La primera, consiste en visualizar a la persona que desea recibir el Reiki.

Para empezar, cierra los ojos y fija tu intención. Repite el nombre del destinatario tres veces, para enfocar tu mente y establecer una conexión con el paciente. Imagínalo en forma de miniatura descansando en las palmas de tus manos. Abre los ojos y proyecta los símbolos desde tu tercer ojo hacia el receptor imaginario descansando en las palmas de tus manos. Otra forma, consiste en colocar imaginariamente al destinatario en una mano y dibujar los símbolos sobre él con la otra mano. Recuerda que debes entonar el nombre de los símbolos tres veces, e incluir la intención de que sea para el mayor bien del destinatario.

Puedes visualizar de cinco a diez minutos una luz curativa que envuelve al receptor. Para concluir esta técnica, cierra los ojos y transporta al recipiente de vuelta a su ubicación. Di adiós al receptor, dejando la luz curativa con él para completar el proceso de curación. Termina la sesión agradeciendo la energía Reiki y asegúrate de lavarte las manos en agua corriente fría una vez que hayas terminado.

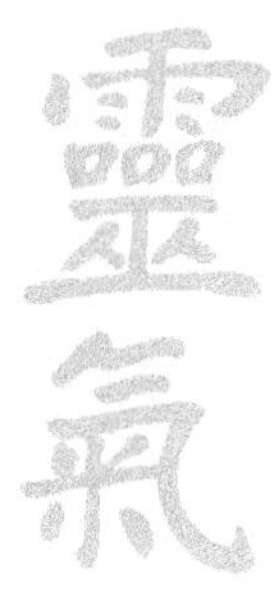



Antes de llevar a cabo una sesión de Reiki a distancia, es muy importante tener muy claro el consentimiento del paciente para que así pueda recibir la energía. Ya sea directamente, o a través de algún familiar, debes estar seguro de que la persona desea recibir Reiki de tu parte.

Aunque consideres que la otra persona necesita ayuda para sanar de alguna dolencia o enfermedad, es imprescindible que dicha persona acceda. Repetimos: sin su consentimiento o aprobación, la energía se bloqueará y no podrá utilizarla en su organismo. El procedimiento regular, es que una persona que necesita Reiki se ponga en contacto contigo para programar una sesión. Esta solicitud de sesión representa ya en sí, un permiso para recibir el Reiki.

En algunos casos, por alguna razón la persona no está en posibilidad de solicitar Reiki (por ser un bebé que no puede hablar, porque se encuentra sedada, o por ser un animal o planta). En tal situación, una opción es canalizar el Reiki a la persona que lo está solicitando para otro individuo. Haciendo esto, tanto la persona que pide, como la persona en necesidad, 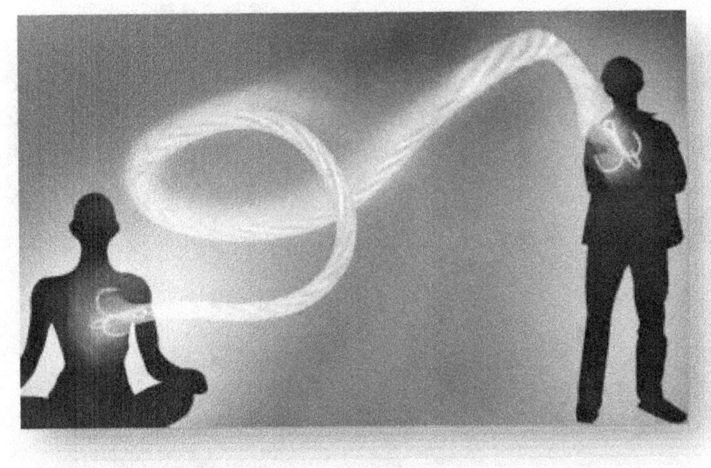 pueden beneficiarse pues el Reiki irá a donde sea necesario.

La siguiente opción es conectarse con la persona intuitivamente, y pedir su consentimiento en un nivel energético. Puedes hacerlo meditando y creando una imagen en tu mente de la persona con la que deseas conectarte. En la mente, haz la pregunta: "¿Te gustaría recibir Reiki con la intención de sanar en todos los niveles?" Si obtienes un claro sí o no, entonces procede en consecuencia.

En caso de una emergencia, si se te pide que realices Reiki para alguien que no lo puede pedir por sí mismo, deberás mantener la comprensión de que el Reiki irá donde se necesita y sólo donde se desea. De esta manera, si un individuo no está listo para sanar en un área específica, el Reiki se centrará en aquellas áreas susceptibles de ser equilibradas.

Como se ha mencionado, la energía del Reiki es una energía inteligente que sanará los aspectos que necesitan sanar, ya sean estos físicos, mentales, emocionales o espirituales.

## PASOS PARA REALIZAR UNA SESIÓN A DISTANCIA

Los pasos enumerados a continuación son similares a los que el Dr. Usui aplicaba para la curación a distancia.

1. Recibir permiso para realizar la sesión.

2. Sostener la foto del destinatario y visualizar los símbolos en la parte superior de la foto mientras se entonan los mantras de los símbolos en el siguiente orden:
Cho Ku Rei (símbolo de poder)
Sei He Ki (Mental / símbolo emocional)
Cho Ku Rei (símbolo de poder)
Hon Sha Ze Sho Nen (símbolo de la distancia)
Cho Ku Rei (símbolo de poder)

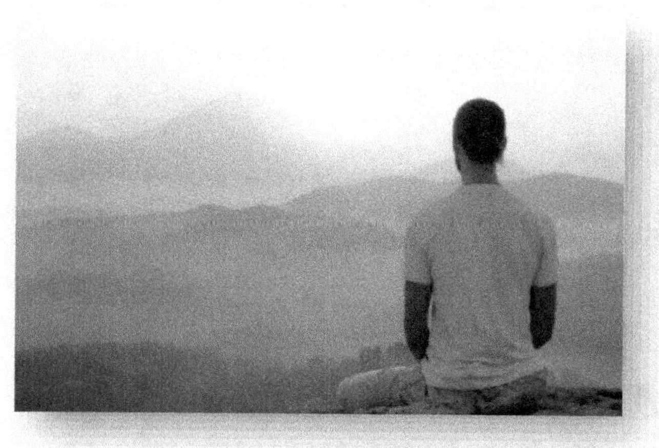

3. Concentrarse en el destinatario y colocar las manos alrededor de la foto.

4. En tu mente, imagina que estás con el destinatario y que están listos para comenzar la sesión.

5. Mentalmente dibuja los símbolos sobre el destinatario, entonando los nombres de los símbolos tres veces.

6. Efectuar una sesión completa de Reiki. Al realizar cada posición, presta atención a las sensaciones que recibes y permanece donde sienta que tus manos necesitan estar más tiempo.

7. Una vez que intuitivamente percibas que la sesión está lista para finalizar, cierra la sesión como lo harías normalmente. Establecer la intención de que la sesión ha terminado y proclama tu agradecimiento por haber utilizado el Reiki.

8. Con la sesión terminada, lávate las manos o bebe un vaso de agua fría.

Recuerda que esto es sólo una guía. Muy probablemente, tú mismo encontrarás tu propio método o variaciones a la forma creada por el Doctor Usui. Con la práctica, utiliza la manera que vayas sintiendo se te ofrece más fácilmente para el trabajo de curación a distancia.

## 32. POSIBILIDADES DE TRABAJAR CON EL REIKI A DISTANCIA

En la práctica del Reiki, es posible que ya estés notando que cuando piensas en Reiki, o estás alrededor de otros que puedan estar listos para recibir Reiki, éste comienza a fluir. Puedes sentirlo como calor o frío en las manos y el cuerpo.

Como se mencionó anteriormente, el símbolo de Hon Sha Ze Sho Zen no sólo puede ayudar a trazar un puente en el espacio, en el trabajo a distancia que hacemos, sino también en el tiempo. Con este símbolo, se puede trabajar con el pasado, el presente y el futuro.

### REIKI A TRAVÉS DEL TIEMPO

Hasta ahora, hemos explorado cómo el Reiki se puede utilizar con personas que se encuentran en otro lugar. Cuando se está enviando el Reiki, a distancia, es posible establecer el tiempo en que se recibe. Puedes, por ejemplo, realizar la sesión en el momento en que te sea conveniente, pero al comienzo establecer la intención de que el Reiki será recibido por el destinatario en una hora en concreto.

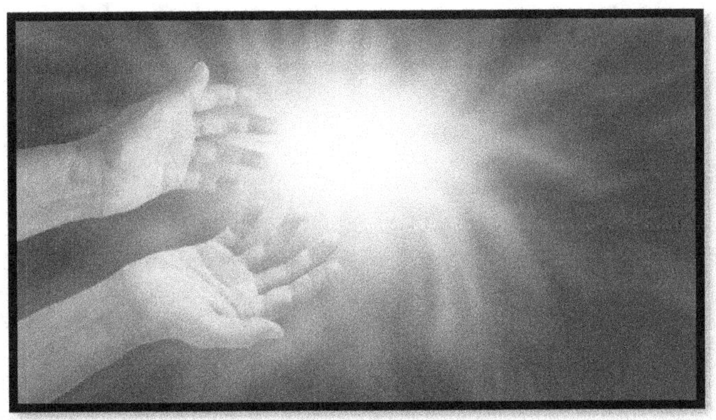

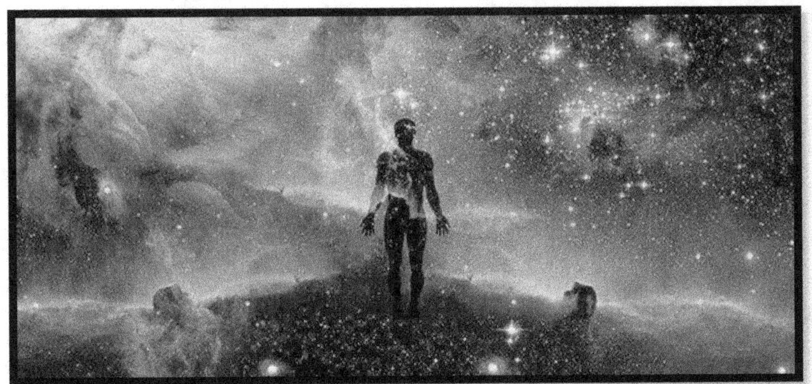

### REIKI HACIA EL FUTURO

También es posible enviar Reiki a futuro a un destinatario, con el fin de que le ayude con motivo, por ejemplo, de entrevistas de trabajo, exámenes, reuniones, boda, cirugía, parto, etc. Estas sesiones se pueden realizar con la intención de ayudar al destinatario a prepararse para estos importantes eventos.

**REIKI HACIA EL PASADO**

Cuando ha ocurrido un evento que desencadena emociones fuertes, el cuerpo y la mente tienen dos opciones. La primera, consiste en optar por procesar las emociones del momento y permitirles fluir, lo cual nos permite discernir la sabiduría que debemos extraer del evento. La segunda opción, radica en resistir y reprimir las emociones. La resistencia termina generalmente con que las emociones se almacenan sin procesar y a través del tiempo, pueden causar desequilibrios energéticos y físicos. Realizar una sesión de Reiki con la intención de equilibrar los acontecimientos pasados, puede ayudar al destinatario a procesar sus emociones y creencias relacionadas con el evento, para que cualquier desequilibrio físico conectado a ellos pueda finalmente sanar. La sesión no alterará la historia del individuo, pero ayudará a liberar energía bloqueada, y así trascender la experiencia negativa.

El Reiki, puede utilizarse tanto con los recuerdos de la presente vida, como de vidas anteriores. En ocasiones, situaciones no resueltas en pasadas encarnaciones, pueden resultar en desequilibrios que afectan el presente. Una persona, por ejemplo, puede haber tenido un miedo paralizante al fuego desde una edad muy temprana o síntomas inexplicables de alguna dolencia que no tiene aparentemente lógica médica. En estos casos, traumas de una vida pasada podrían ser los causantes de tales desbalances. El

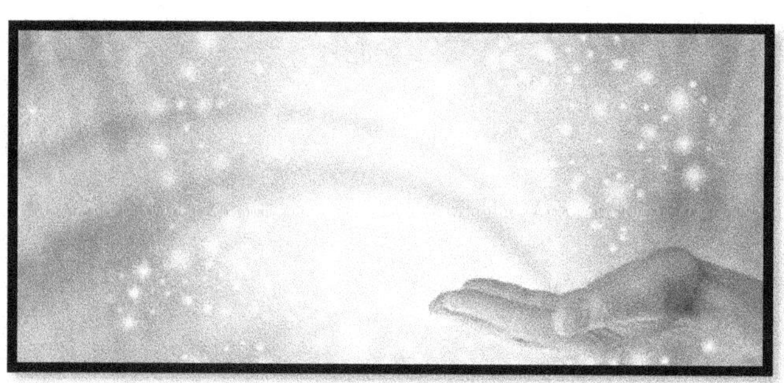

símbolo Sei He Ki resulta de gran ayuda para resolver estos casos. Se puede enfocar energía Reiki muy poderosa para este fin, trabajando con dicho símbolo en el Chakra de la corona.

**TRASCENDIENDO TIEMPO Y ESPACIO EN LOS AUTOTRATAMIENTOS**

Así como se utiliza el símbolo de Hon Sha Ze Sho Nen para trazar un puente en el tiempo y el espacio hacia otras personas; también puedes beneficiarte tú mismo de esta manera. En las sesiones de autotratamiento, puedes concentrarte en cualquier evento del pasado en que experimentaste dolor o trauma. Hacerlo, no sólo puede traer gran alivio, sino también ayudar a ver un panorama más amplio de tu vida. En lugar de seguir cargando emociones que no resuenan positivamente, serás capaz de liberarlas con paz y amor. Han cumplido su propósito, has aprendido de ellas, te has hecho más fuerte, y ya no son necesarias.

También puedes realizar sesiones de autocuración con un enfoque hacia el futuro, por ejemplo, un evento o tiempo específico a partir de ahora. Al realizar estas sesiones, considera cómo te gustaría sentirte en ese momento futuro. El sentimiento es una frecuencia. Ahora permite que el Reiki amplifique esa frecuencia y la fortalezca. Cuanto más tiempo pases con esa resonancia, más la atraerás en el presente y el futuro.

## REIKI HACIA EL MUNDO

Como se ha explicado, las posibles aplicaciones del Reiki son ilimitadas. Aquí hay algunas maneras adicionales en que el Reiki se puede utilizar.

Cuando te das cuenta de que ha ocurrido un accidente, atentado, o desastre natural, puedes enviar Reiki como estabilizador, y para beneficiar a aquellos sobrevivientes.

Cuando ocurren eventos globales tales como reuniones políticas o elecciones, puedes permitir que el Reiki fluya en el evento, para el bien más alto de todos.

Existimos porque la tierra nos lo permite. En agradecimiento por la comida y el sustento que recibimos, podemos enviarle Reiki a nuestro planeta.

En los ejemplos arriba proporcionados, basta con una sesión a distancia como lo haces normalmente. En estos casos, ya que no se puede obtener el permiso de los individuos implicados, tu foco estará en la situación y la localización. Si te es necesario, realiza tu sesión con la ayuda de mapas o dibujando dentro de un círculo los nombres de aquellas personas o lugares hacia donde enviarás el Reiki.

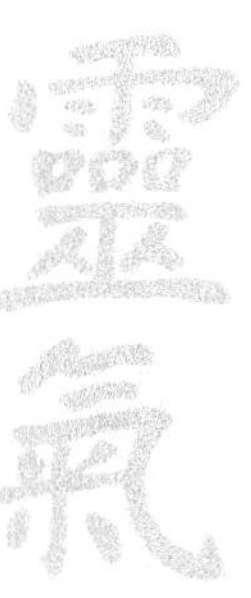

# 33. COMBINANDO EL REIKI CON OTRAS DISCIPLINAS

El Reiki puede complementar y mejorar la eficacia de casi cualquier otro método de curación alternativa u holística. La energía del Reiki equilibra las sutiles frecuencias del cuerpo energético de la persona, y se puede combinar con cualquier otra terapia para lograr una curación más profunda.

Por ejemplo, la combinación del Reiki con programación neurolingüística o con hipnosis puede ayudar a mejorar una sesión permitiendo que el paciente se relaje fácilmente, por lo que está más abierto a un nivel inconsciente a las sugerencias positivas de cambio, proporcionadas por la PNL y la hipnosis.

Recuerda que si vas a combinar varias modalidades de curación, primero debes explicar al paciente dicha intención, para así obtener su aprobación. El Reiki irá a donde sea necesario y hará lo preciso para facilitar el cambio y la curación.

Λ continuación, varios ejemplos más de cómo puedes combinar el Reiki con otras modalidades curativas.

## REIKI Y CRISTALES

Los cuarzos, cristales y gemas tienen diversos atributos energéticos, y se potencializan cuando son cargados con Reiki. Cada día adquiere mucho auge la combinación de la cristaloterapia con el Reiki.

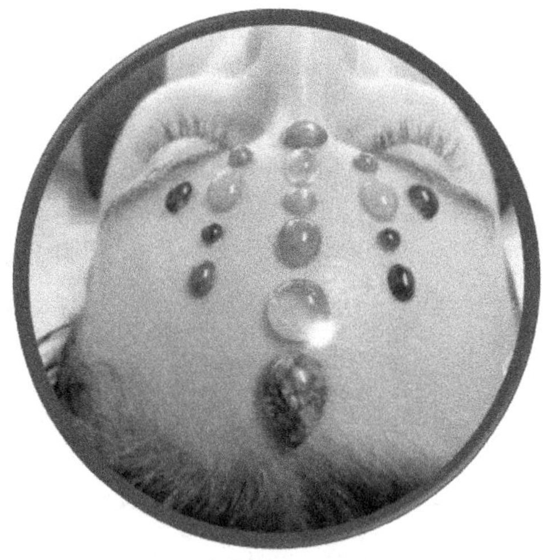

## REIKI Y MINDFULNESS

El Reiki propicia la relajación, y la alineación de Chakras, por lo cual la práctica de la atención plena (mindfulness) se realiza de manera más efectiva y provechosa. Una genial combinación resulta del centrarse en el aquí y el ahora, al igual que permitir que la energía vital del universo inunde de nuestro organismo.

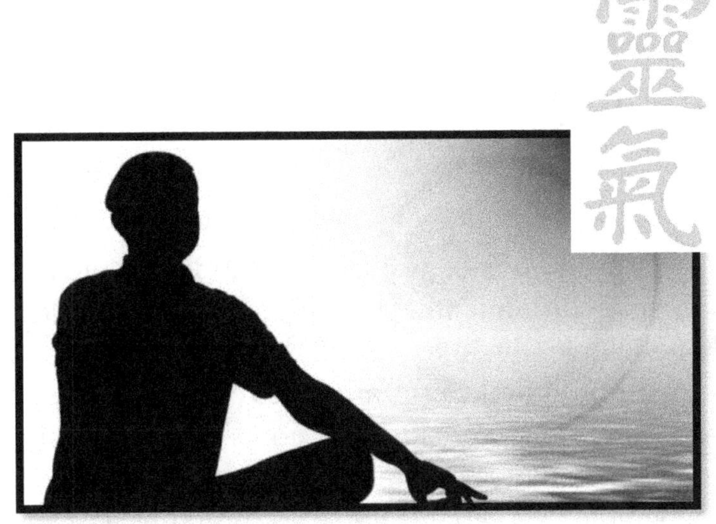

## REIKI Y ARTES MARCIALES

La práctica de artes marciales orientales, como el Kung fu, el Qui gong, Tai Chi, etc., se beneficiará enormemente con la incorporación del Reiki a dichas disciplinas. La energía recorrerá de forma más efectiva el cuerpo humano, haciendo los movimientos más precisos y llenos de potencia.

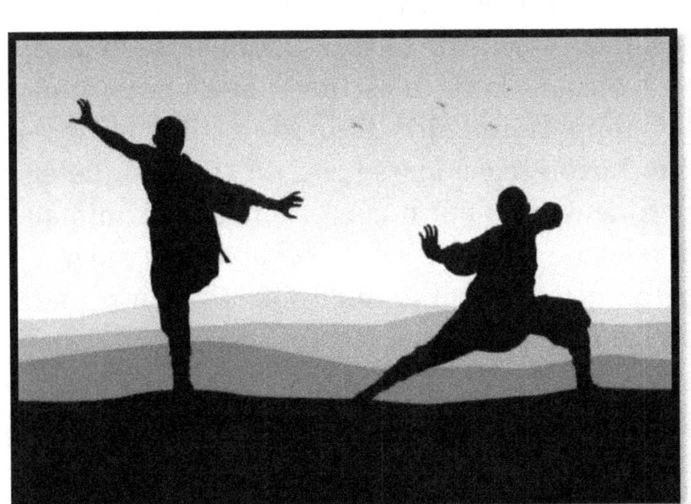

En resumen, el uso combinado del Reiki con otras disciplinas o terapias, significa diversificar la energía. El Reiki es una aportación, e incorporación de un elemento más que sin lugar a duda resulta de gran beneficio curativo.

# 34. TRATAMIENTOS REIKI PARA ANIMALES DE COMPAÑÍA

Como hemos explicado, el Reiki se puede utilizar en cualquier ser viviente con la intención de aumentar su equilibrio. Los animales son muy sensibles a la energía y pueden beneficiarse de ello. Con el entrenamiento que estás recibiendo, también puedes transmitir el Reiki a tus animales de compañía.

Debido a que el Reiki no es invasivo, y no puede hacer daño, es una maravillosa manera de ayudar a un animal a sanar. Ya que los animales suelen tener menos carga emocional y de ego que los seres humanos, sus cuerpos suelen estar más en sincronía con los ritmos naturales y responden muy bien al Reiki.

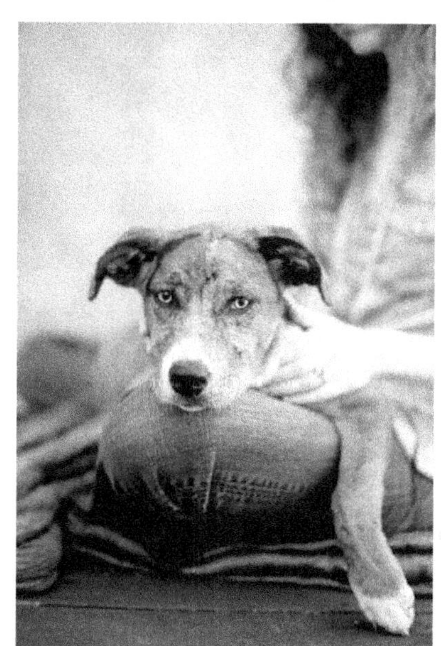

El Reiki se puede utilizar con animales que están enfermos, complementando el cuidado veterinario. Es importante recalcar: el Reiki nunca debe sustituir ningún tratamiento médico, sino que por el contrario, es un apoyo adicional. En el caso de los animales, puede ayudar a calmarlos mientras reciben atención médica, así como acelera los procesos curativos. Reiki también se puede utilizar para trabajar con mascotas que presentan problemas de comportamiento. Debido a que el mal comportamiento puede relacionarse con un trauma que el animal ha experimentado o por una creencia que el animal ha asumido en relación a su dueño, el Reiki puede ayudar a liberar esa energía para que el animal pueda restaurar su forma natural y saludable de ser.

## COMUNICARSE CON LOS ANIMALES

Como los seres humanos, cada animal es diferente y responderá al Reiki de una manera diferente. Un animal siempre necesita en cierta manera dar su permiso para recibir una sesión antes de proporcionarle Reiki. Es preciso usar el sentido común para recibir señales del comportamiento del animal y discernir si el animal está listo para el Reiki. En caso de que el animal no se acerque, o actúe de manera agresiva, siempre se recomienda una sesión a distancia, por seguridad.

Si el animal está abierto a recibir el Reiki y se acerca sin comportamiento agresivo, puedes colocar suavemente las manos sobre el cuerpo del animal. Si la mascota tolera tu tacto, continúa, siempre prestando atención a sus señales. Si la mascota se mueve como para que tus manos estén en una nueva posición, presta atención a eso y envía Reiki a esa área hasta que te sientas listo para pasar a la siguiente posición. Si el animal se aleja, no hay que forzarlo, y continúa mejor la sesión a distancia.

Algo muy agradable es integrar al dueño de la mascota en la sesión de Reiki. Mascota y dueño tienen un vínculo muy especial, y resulta beneficioso pues la mascota se tranquiliza en su presencia.

Recuerda que tu seguridad debe ser la máxima prioridad, así que asegúrate siempre de trabajar en un ambiente seguro. Mascotas nerviosas o estresadas pueden tornarse agresivas, por lo que a veces es preciso tomar la decisión de realizar el envío de Reiki a distancia. Sin embargo, cuando el animal es dócil resulta una experiencia muy noble y gratificante.


## PREPARACIÓN PARA REALIZAR UNA SESIÓN DE REIKI CON MASCOTAS

Te centrarás y te prepararás como lo harías para una típica sesión de Reiki. Si estás realizando una sesión de manos sobre la mascota, puedes comenzar en la cabeza del animal y poco a poco continuar trabajando hacia abajo.

El Reiki también se puede usar con animales como una forma de ayudarlos a morir pacíficamente, cuando son puestos a dormir por un veterinario, por ejemplo. El Reiki puede ayudar a reducir el dolor que un animal moribundo puede estar experimentando, así como servir a que se calme. El Reiki también se puede utilizar con los dueños para ayudar a procesar el sufrimiento que experimentan a medida que dejan partir a su estimado miembro de la familia.

# 35. CONCLUSIONES Y QUIZ DEL NIVEL II DE REIKI

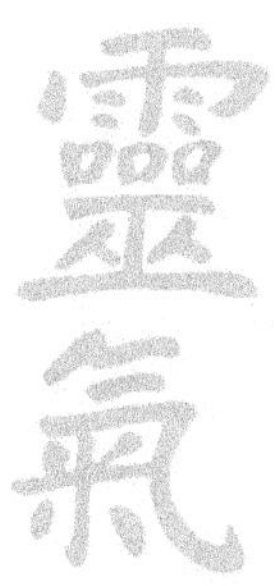

El segundo nivel de Reiki profundiza más en el estudio de lo que significa la energía vital universal. Rebasamos la aplicación básica de las posiciones corporales para el tratamiento directo, y comenzamos la exploración de los símbolos como una parte fundamental del sistema del Dr. Usui.

La respiración forma parte fundamental de cómo ingresamos energía a nuestro cuerpo, y se ha dedicado una clase completa a su manejo y ejercicio.

También, se ha iniciado el empleo del Reiki franqueando las barreras del espacio y del tiempo. En una dimensión superior, la energética, el tiempo y el espacio ya no resultan un factor a considerar, y el momento presente es la plataforma desde la que podemos enviar energía en todas las direcciones de nuestro ser. Acercamos al otro, a través de la intención, y del consentimiento mutuo para utilizar el Reiki en la sanación de los aspectos físico, mental, emocional y espiritual.

En este nivel se ha aprendido también que el Reiki afecta a otros seres vivos, como animales y plantas, así como estabiliza eventos y acontecimientos.

Resulta imprescindible en este momento del camino, recibir la segunda sintonización, para así canalizar apropiadamente la energía del Reiki. A continuación, te dejo el enlace a Youtube para que puedas realizarla.

Sintonización al Segundo Nivel de Reiki, con Isis Estrada
https://bit.ly/SegundaSintonizacionReiki

Cualquier duda sobre esta sintonización, puedes escribir a:
holosartsproject@gmail.com

Te invito a responder el siguiente Quiz de autoevaluación, y continuar hacia el siguiente nivel, el de Maestro de Reiki. Si tu deseo de ayudar a los demás así te lo exige, con gusto nos veremos en la siguiente sección.

1. **Los tres pilares del Reiki son...**
   a) Gassho, Reiji-ho y Chiryo.
   b) Cho, Ku y Rei.
2. **¿Cuáles son las dos formas de Gassho tradicionales?**
   a) Arriba y abajo.
   b) Formal e informal.
   c) En la frente y en la nariz.
3. **El Dan Tian es...**
   a) Un símbolo del Reiki.
   b) Una respiración para tener acceso a una reserva energética adicional.
4. **¿Cuál es el símbolo de sanación mental y emocional?**
   a) Sei He Ki
   b) Cho Ku Rei
5. **¿Cuál es el símbolo de la curación a distancia?**
   a) Hon Sha Ze Sho Nen.
   b) Zonar.
6. **¿El método del regazo es...?**
   a) Una forma de enviarle Reiki a distancia a un paciente.
   b) Un método de curación distinto al Reiki.
7. **Si al darle Reiki a un animal éste se comporta nervioso o arisco...**
   a) Es mejor cesar la sesión, y continuarla a distancia, para protegerse de una posible agresión.
   b) Es mejor no hacer caso y continuar pese a todo.
8. **Una sesión de Reiki a mascotas nunca debe sustituir al tratamiento de un veterinario.**
   a) Cierto.
   b) Falso.
9. **¿Con qué otras disciplinas el Reiki puede ser utilizado?**
   a) Programación Neurolingüística.
   b) Mindfulnesss.
   c) Artes Marciales.
   d) Cristaloterapia.
   e) Todas las anteriores y muchas más.
10. **¿El Motor Zanon es...?**
   a) Un símbolo adicional del segundo nivel de Reiki.
   b) Un arte marcial.

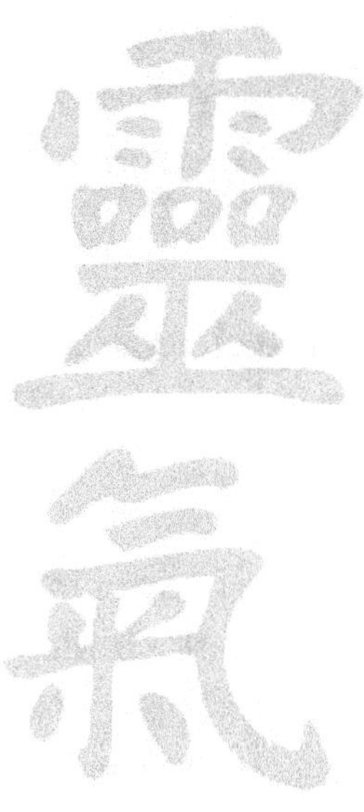

**RESPUESTAS CORRECTAS:**
1a, 2b, 3b, 4a, 5a, 6a, 7a, 8a, 9e, 10a.

# Sección III:
# Shinpiden, el Maestro

# Nivel III

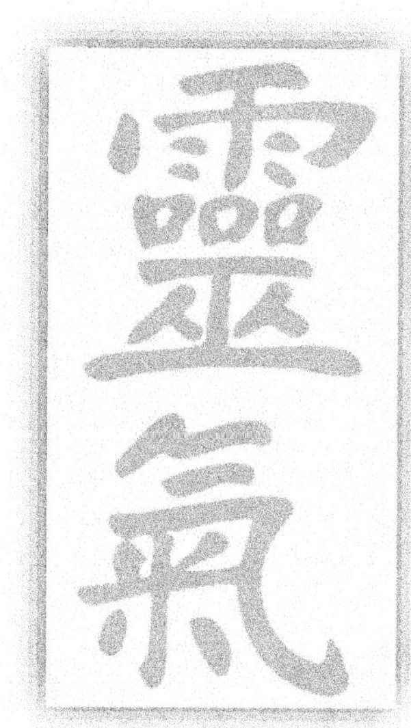

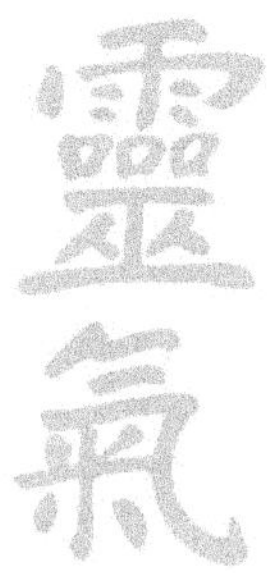



Felicitaciones por comenzar tus estudios en el nivel de Maestro de Reiki. Para ayudarte a aprender y comprender el material, las lecciones se han mantenido concisas y simples. En esta sección, conocerás el símbolo del Maestro y cómo usarlo. También aprenderás cómo sintonizar a otras personas para que puedas enseñar Reiki y compartir este increíble regalo del universo.

Pero convertirse en Maestro de Reiki, es sólo el comienzo de una maravillosa aventura. El objetivo es que, como Maestro de Reiki, continúes aprendiendo y elevando tu nivel de conciencia. Esforzándote a vivir de acuerdo a los cinco principios del Reiki, y contribuyendo a la salud física, emocional, mental y espiritual de muchos seres, hará que tu práctica como sanador, te reditúe no únicamente en el aspecto material de la existencia, sino en el aspecto trascendental.

Cuantas más personas en el mundo enseñen Reiki, muchos más seres humanos se beneficiarán de esta herramienta para la curación y la iluminación. El Reiki puede ayudar a elevar nuestra conciencia y sanar la mentalidad de carencia y conflicto que plaga nuestro mundo.

En el pasado, convertirse en maestro de Reiki costaría miles de dólares y muchos años de entrenamiento. Sin embargo, en la actualidad se ha producido un cambio que permite a cualquier persona interesada poder acceder a este regalo que es nuestro derecho de nacimiento. Quizás este cambio se deba a la necesidad urgente de volver a conectar al ser humano con la energía universal que nos brinda salud, estabilidad, evolución y bienestar.

¿Qué es necesario para convertirse en un Maestro de Reiki? Más que nada, el deseo de seguir creciendo y evolucionando como una persona generosa y constructiva, así como la necesidad de ayudar a otros a sanar y convertirse en mejores seres humanos.

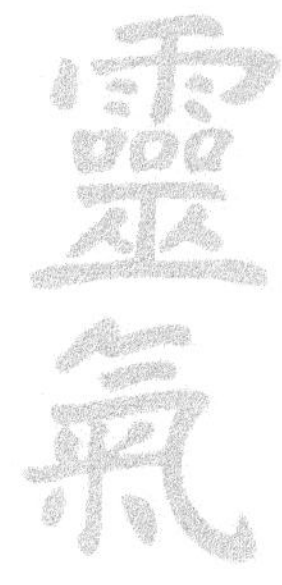

El Dai Ko Myo (DKM) en Reiki se conoce como el símbolo del Maestro. Se considera que es uno de los símbolos más poderosos y sólo puede ser utilizado por un maestro de Reiki. Este símbolo combina el poder de Cho Ku Rei, de Sei He Ki y de Hon Sha Ze Sho Nen. El símbolo de DKM puede tener acceso a la vibración más alta y tener un efecto profundo en los aspectos energéticos del cuerpo y de la mente.

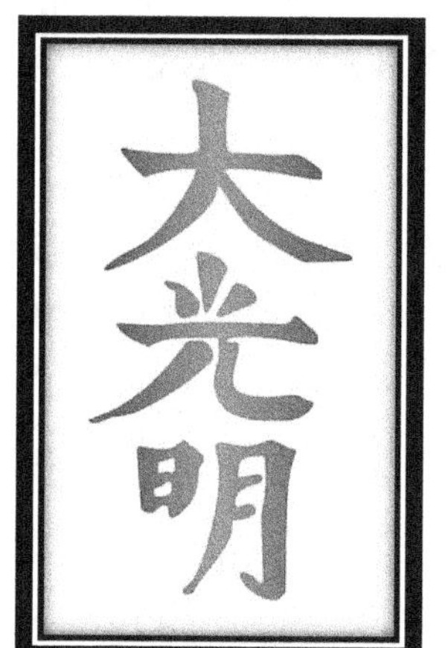

El uso de este símbolo puede ayudar a resolver desequilibrios del alma que están listos para ser transmutados. Al sanar primero a este nivel energético, los aspectos mentales y físicos también se equilibran.

El símbolo de Dai Ko Myo representa la fuente de energía del Reiki y puede traducirse como luz brillante, o iluminación. Este símbolo se utiliza en el budismo y se encuentra inscrito en los templos budistas; Por lo tanto, aunque es sagrado, no es secreto.

Recuerda que la energía del Reiki es muy eficaz con o sin los símbolos. Puede elegir utilizar los cuatro símbolos en una sesión o ninguno en absoluto. Recuerda que estos símbolos son una herramienta para ayudarte a enfocar la energía.

Es fundamental que te familiarices con los símbolos, pero eso no signifia que dependas de ellos. Con el tiempo y la práctica, tu energía será enfocada por tu intención, y los símbolos no necesitarán ser una parte integral de tu sesión. El Dr. Usui estructuró el Reiki con la intención de que fuera fácil de aprender y fácil de administrar. Usui creó pocas reglas y quiso mantener al Reiki sencillo y sin complicaciones.

## CÓMO DIBUJAR EL DAI KO MYO

Recuerda que no importa qué versión del DKM utilizas, la intención es lo que importa y todas las versiones del símbolo de DKM servirán para esa finalidad.

El símbolo de Dai Ko Myo representa el empoderamiento de la conexión con el alma. Permite el reconocimiento y la claridad sobre tu verdadero camino en la vida. El símbolo maestro DKM se utiliza en la sintonización de otros con el Reiki.

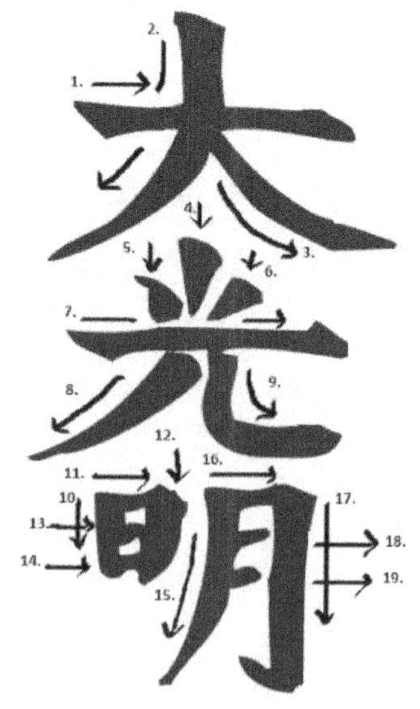

Una vez que estés en sintonía con la energía conectada a DKM, puede usarla cada vez que realices una sesión de Reiki. La sintonización Maestro-Maestro aumenta las habilidades intuitivas y psíquicas y se dice que funciona a nivel celular.

El DKM también puede ser un catalizador para crear cambios dramáticos en la carrera y la vida de uno. El DKM también se puede utilizar para ayudar a manifestar metas. Puedes dibujarlo, proyectarlo o entonar el símbolo, para después visualizar lo que intentas manifestar en tu vida. El DKM también puede usarse también para protección y para eliminar la negatividad.

## FORMAS DE UTILIZAR EL DKM

En primer lugar, es muy útil dibujar o proyectar el símbolo DKM en tus propias manos (en las palmas) y luego dibujar o proyectar el DKM en el destinatario. Usar el DKM con el Chakra de la corona puede ser poderoso. También, si el destinatario tiene áreas que están fuera de balance, el DKM puede ayudar a resolver la condición a un nivel profundo. Usar el DKM con el centro del corazón y las manos también puede ser una manera efectiva de ayudar al receptor a fortalecer su conexión con su yo superior.

Recuerda que la intención es clave para entonar el DKM como un mantra, y es tan eficaz como cualquier otro método de activación.

Durante el nivel de Maestría, se aprende el símbolo de Dai Ko Myo; y se comienza a explorar el concepto de que somos uno con la fuerza vital universal. La verdadera comprensión de esto, no se produce a través de la sintonización o de un certificado, sino a través de la conciencia. El DKM representa la luz y la pureza. Una vez que conoce el símbolo de Dai Ko Myo, puede usarlo para cualquier intención y en lugar de todos los demás símbolos. Esto te ayudará a dejar poco a poco de depender en los símbolos y el uso de herramientas fuera de ti mismo, para ser uno con Reiki. Tú eres el Reiki.

# 38. SÍMBOLOS ADICIONALES DEL TERCER NIVEL DE REIKI

Hay un número de símbolos maestros Reiki, no tradicionales, disponibles para ser utilizados.

## DOS VERSIONES DEL "DUMO" O SÍMBOLOS MAESTROS TIBETANOS

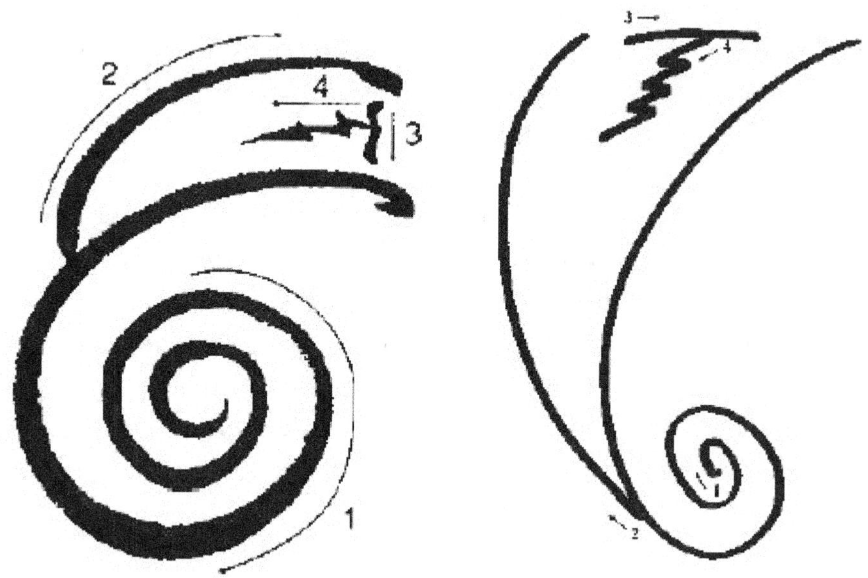

Este símbolo representa el fuego en remolino del kundalini, es el calor que asciende por la columna vertebral cuando el kundalini despierta. Se cree que Dumo es el catalizador de dicha llama sagrada. Dumo trabaja en el chakra base/raíz. Los que usan el Dumo, afirman que puede sacar la energía negativa y la enfermedad de un cuerpo, habitación o situación, y la libera. Aquellos que practican con cristales informan que tiene la capacidad de limpiarlos de toda energía.

## DRAGÓN DE FUEGO, SERPIENTE DE FUEGO

Hay un número de vertientes del Reiki que utilizan la serpiente del fuego tibetano antes del proceso de sintonización, o de una sesión de Reiki. La línea serpenteante de este símbolo representa la energía Kundalini, enrollada en la base de la columna vertebral, que sube hacia arriba. Se cree que la energía del símbolo de la Serpiente del Fuego limpia y conecta los chakras. Esto permite que la energía Reiki fluya libremente hacia la persona que recibe la sintonización. Normalmente, se dibuja en la parte posterior de la persona que recibe la sintonización.

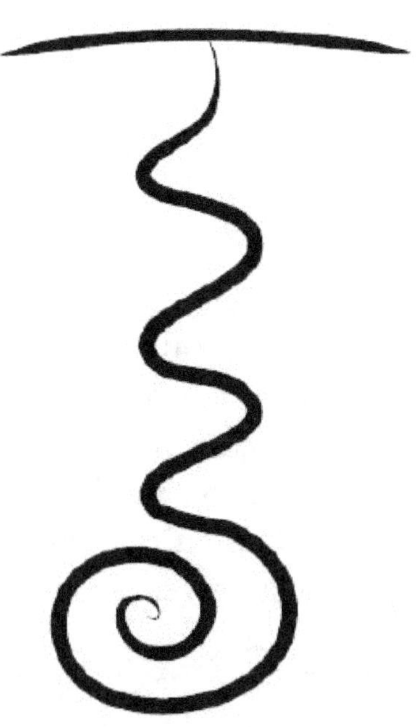

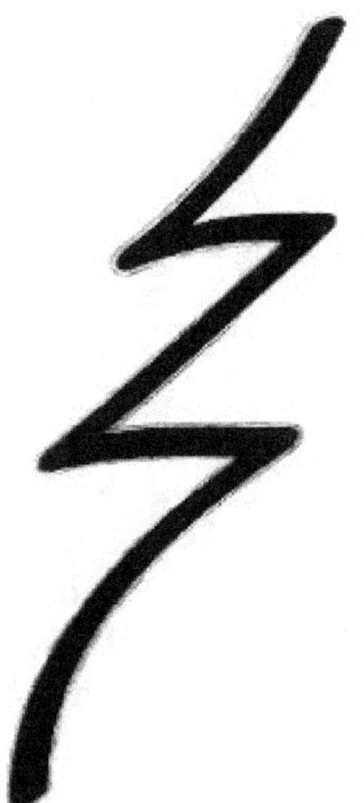

## RAKU

Ciertas vertientes dentro de la comunidad Reiki utilizan el símbolo tibetano Raku como una manera de cerrar la conexión entre el profesor y el estudiante, al final de la ceremonia de la sintonización. Algunas personas usan el Raku al final de la sesión para cerrar la energía entre el receptor y el practicante también. Al igual que un rayo, el símbolo de Raku centra y aterriza la energía del Reiki.

El símbolo de Raku también puede usarse para ayudar a liberar Karma negativo, y elevar al estudiante a un nivel más alto de conciencia durante una sintonización.

# 39. CÓMO REALIZAR RITUALES DE SINTONIZACIÓN A LOS ALUMNOS

Una sintonización de Reiki abre los caminos de energía en el cuerpo, lo cual ayuda al estudiante a canalizar más eficazmente. Esta habilidad aumentada para canalizar Reiki es permanente, y dura toda la vida.

Es importante recordar que las sintonizaciones en sí no producen que el estudiante se convierta en sanador. El estudiante es solamente un conducto para la energía Reiki, que es la que en realidad sana. La energía es atraída por el receptor, y dirigida por la inteligencia universal que sabe lo que necesita ser curado.

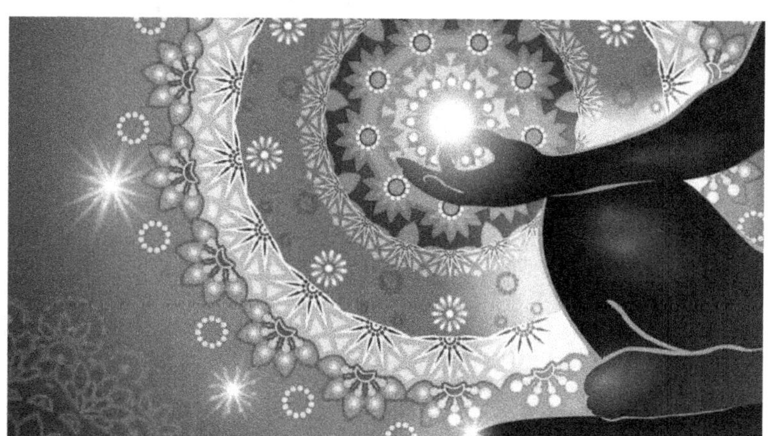

El proceso de sintonización y los símbolos utilizados variarán de Maestro a Maestro. Esto se debe a que, durante muchos años, a los Maestros no se les permitió tomar notas ni guardar copias de los símbolos. Todo tenía que ser aprendido de memoria. Es apenas en tiempos recientes que se han creado los medios para difundir toda la sabiduría del Reiki.

Antes de comenzar una sintonización, los estudiantes deben quitarse cualquier prenda que represente incomodidad, ya sean joyas, relojes, o zapatos. La ceremonia de sintonización debe tomarse absolutamente vestido, y si los accesorios que trae el alumno no le incomodan, debe dejárselos.

## SINTONIZACIÓN "DE CORONA A CORONA"

La sintonización "de corona a corona" es la forma más sencilla de sintonizar a otra persona con Reiki. La manera de hacerlo es activando todos los símbolos, proyectándolos por encima de la cabeza del estudiante, y declarando verbal o mentalmente la intención de sintonizar a este individuo a un nivel específico de Reiki. A continuación, se permitirá que el poder y la sabiduría del Reiki se hagan cargo.

Un ejemplo de intención mental es decir "llamo al Reiki, la fuerza vital universal para sintonizar a (nombre del estudiante) al nivel 1 de Reiki en interés de su bien supremo".

Una vez que activas la energía y la sintonización por intención, ya sea utilizando o no conscientemente los símbolos, la energía fluirá desde tu Chakra coronario y hacia el Chakra coronario de tu alumno y de ahí inundará toda el aura del estudiante. La iniciación Corona a Corona funcionará hasta que se complete el borrado de bloques, la apertura de canales y la conexión de las energías permitiendo al estudiante usar Reiki. Utiliza la intuición para guiarte sobre cuánto tiempo debe durar la sintonización.

Para mejorar la experiencia del estudiante, puedes entonar mentalmente intenciones específicas durante la sintonización. Para hacer esto, declararás en tono bajo que los Chakras, y todos los demás canales apropiados reciban la habilidad de usar y compartir el Reiki, eliminando cualquier bloque o impedimento. Añade que deseas que su conexión con el Reiki sea permanente, estimulante e inspiradora, aportando nueva esperanza, energía, información y habilidades curativas que le servirán en su futura práctica del Reiki.

Con la práctica y el desarrollo personal, que va más allá de la simple verbalización, se comienza a interiorizar y percibir el proceso de sintonización a un nivel energético. Al igual que en una sesión de Reiki, cada destinatario de la sintonización tiene una experiencia única que es perfecta. No hay manera correcta o incorrecta de experimentar el Reiki. Es algo absolutamente personal.

Normalmente, una sintonización tarda de 10 a 15 minutos, aunque puede tomar más tiempo para incluir trabajo de curación adicional, compensación o reequilibrio si el destinatario si lo requiere. Cuando la sintonización esté completa, deberá concluirse la sesión, con el propósito de cerrar la conexión entre el emisor y el receptor. Se deberá establecer una intención de gratitud y aprecio mutuo al terminar la sintonización. Un ejemplo podría ser: "Con gratitud, la sintonización ya está completa." Después de la sintonización, muchos maestros de Reiki y alumnos se lavan las manos para cortar cualquier conexión áurica restante.

## PREPARÁNDOSE PARA LA CEREMONIA DE SINTONIZACIÓN

Existen muchas maneras de realizar la sintonización de Reiki. Todas son eficaces siempre y cuando el destinatario esté abierto y dispuesto a recibir la sintonía, y si tu intención como maestro Reiki es clara en el deseo de transferir el regalo del Reiki a tu estudiante.

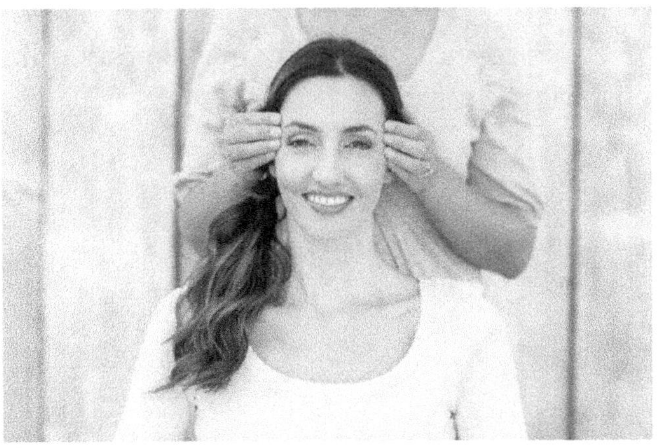

A continuación, se explicará el método más común para transmitir las sintonizaciones. Puedes intentarlo y si te resulta agradable, adoptarlo como método predilecto para sintonizar a otros.

## GUÍA DE PREPARACIÓN PASO A PASO

Paso 1: Preparación e Higiene Personal. Durante la ceremonia, entrarás en estrecho contacto con el estudiante, pues estarás tocando sus manos y hombros o soplando los símbolos en sus Chakras. Es muy importante que estés limpio. Esto incluye evitar comer alimentos malolientes que contengan cosas como el ajo y evitar beber alcohol. La habitación en la que se va a realizar la sintonización debe estar ordenada, oler a fresco y estar libre de cualquier energía negativa (puedes usar el CKR o el símbolo DKM para limpiar la habitación de cualquier energía discordante antes de la sintonización). La ceremonia de sintonización puede ser una experiencia muy emotiva, así que asegúrate de tener una caja de pañuelos a la mano, en caso de que tu estudiante empiece a llorar por la emoción de la ceremonia.

Paso 2: Configuración de la escena. Necesitarás una silla de respaldo recto para que cada estudiante se sienta cómodo. Si estás sintonizando a más de un estudiante a la vez, deberás colocar las sillas en círculo. Asegúrate de tener suficiente espacio para moverte detrás, alrededor y delante de cada estudiante. Si la habitación o espacio es pequeño y no permite un patrón circular, entonces puedes poner las sillas en línea. Puedes agregar un ambiente reverente o tranquilo a la habitación encendiendo velas, quemando incienso y tocando música suave y relajante. Si usas incienso asegúrate de que cualquiera de tus estudiantes no sea alérgico al olor antes de encender el incienso

Asegúrate de que el estudiante esté cómodo y sus pies estén planos en el suelo con las manos delante del Chakra del corazón en la posición Gassho. De pie delante del estudiante, explica que comenzarás la sintonización en breve pidiéndole que cierre los ojos y tome varias respiraciones profundas que le ayude a relajarse. Continúa diciendo que te moverás alrededor durante la ceremonia y agrega que soplarás símbolos y entonarás mantras. Tranquilízalo explicándole que sólo tocarás en algunas ocasiones sus hombros y manos. Por último, comenta que la ceremonia terminará cuando escuche una corta oración de agradecimiento y conclusión.

Paso 3: La ceremonia de sintonización. (Que se explica en las lecciones posteriores).

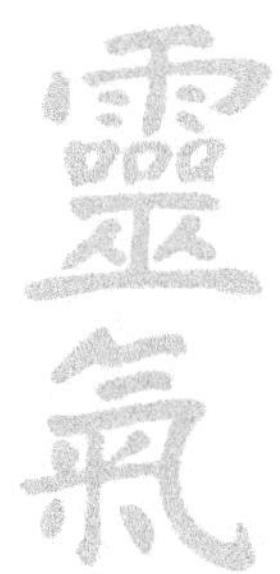



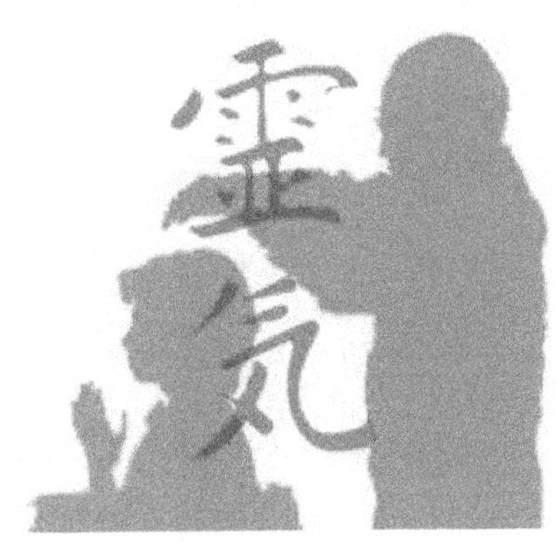

En esta lección estudiaremos cómo sintonizar estudiantes al Nivel 1 de Reiki. Es necesario prepararse y tener al estudiante sentado en una silla con los ojos cerrados y las manos en la posición Gassho, listo para la sintonización.

## PASO 1 (de pie delante del estudiante)

- Permanecer frente al estudiante aproximadamente un metro de distancia.

- Pedir al estudiante que cierre los ojos, levante sus manos en la posición Gassho, y tome una respiración profunda.

- Invita al estudiante a que se relaje, siga tus instrucciones y abra su espíritu a disfrutar de la experiencia de sintonización del Reiki.

- Comienza la ceremonia dibujando un símbolo CKR (Cho Ku Rei) grande sobre el Chakra del corazón del estudiante mientras entonas en voz baja Cho Ku Rei tres veces para activar la energía del Reiki alrededor de su aura.

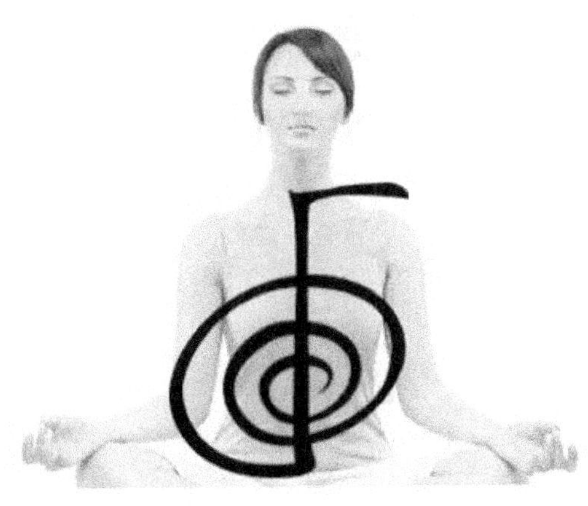

- Con las manos ahuecadas delante de tu cuerpo, los pulgares tocando y las palmas hacia el estudiante, envía energía Reiki a su Chakra del corazón, para abrirlo a recibir la sintonización. Mantén esta posición durante aproximadamente 10-15 segundos o hasta que intuitivamente sientas que es hora de continuar.

- Ahora camine en sentido contrario a las agujas del reloj hacia la parte posterior de tu estudiante.

## Paso 2 (De pie detrás del estudiante)

- Levanta tus manos en la posición de oración delante del Chakra del corazón.

- En voz media, solicita que el Reiki, la fuerza vital universal, todos los maestros de Reiki del pasado, presente y futuro (recuerda que el Reiki no está ligado al tiempo ni al espacio), especialmente el Dr Usui, el Dr. Hayashi y la Sra. Takata participen en esta ceremonia de sintonización. Pide que el poder y la sabiduría del Reiki te guíen y ayuden a pasar el don del Reiki a través de esta sintonización. Que esta ceremonia sea una experiencia

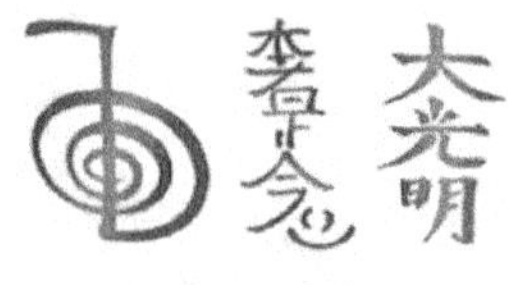

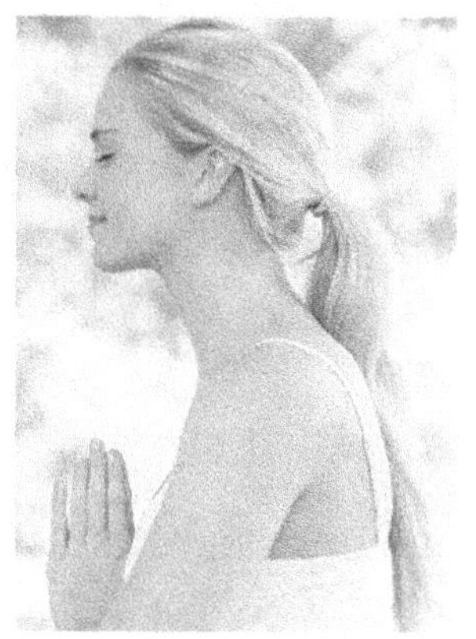

estimulante para que tu estudiante pueda avanzar como un practicante de Reiki confiado y poderoso.

- Cuando te sientas listo y pueda sentir la energía de Reiki a su alrededor, abra los ojos, acérquese a su estudiante y coloque su mano NO dominante en su hombro.

- Ahora, levantarás tu mano dominante y manteniéndola sobre el Chakra de la corona del estudiante Reiki.

- Dibuja los tres símbolos (DKM + HSZSN + CKR) en el aire sobre la cabeza de tu estudiante para activar los símbolos y así poder usarlos durante la ceremonia de sintonización. Recuerda entonar silenciosamente los nombres de cada uno de los símbolos tres veces mientras los dibujas.

## Paso 3 (De pie detrás del estudiante)

- Dibuja un CKR pequeño sobre el Chakra de la corona del estudiante para abrir su centro.

- Ahora coloca tus manos ahuecadas sobre el Chakra de corona del estudiante y entona tres veces, los tres símbolos de previamente dibujados (DKM + HSZSN + CKR) llenando toda su cabeza con energía de Reiki.

- Luego mueve las manos hacia los hombros de tu estudiante y haz pasar/emite tres veces los símbolos dibujados anteriormente (DKM + HSZSN + CKR) desde los hombros hacia los brazos, pecho, abdomen, muslos, piernas y pies. Visualiza la energía del Reiki llenando cada músculo, órgano, tejido y célula de su cuerpo.

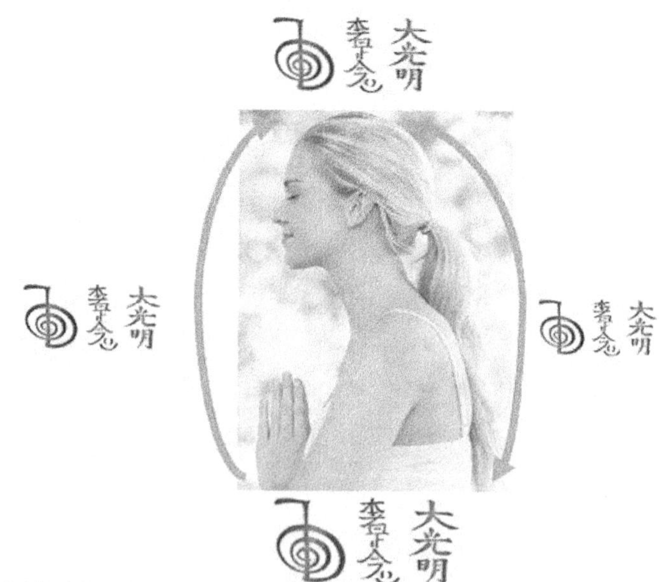

**Paso 4 (De pie en el lado derecho del estudiante)**

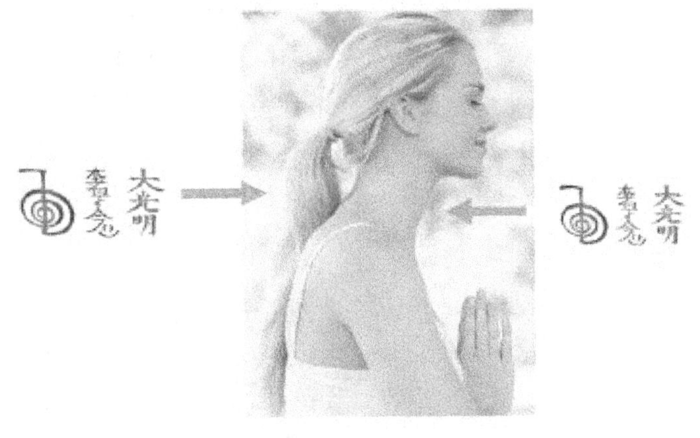

- Dibuje un CKR pequeño sobre el Chakra de la garganta del estudiante para abrir el centro energético.

- Con la mano derecha unos centímetros delante del Chakra de la garganta y la mano izquierda a unos cuantos centímetros detrás de la parte posterior del cuello del estudiante, coloque los tres símbolos dibujándolos y entonándolos (DKM + HSZSN + CKR) en el Chakra de la garganta, llenando su centro con energía de Reiki.

**Paso 5 (De pie en el lado derecho del estudiante)**

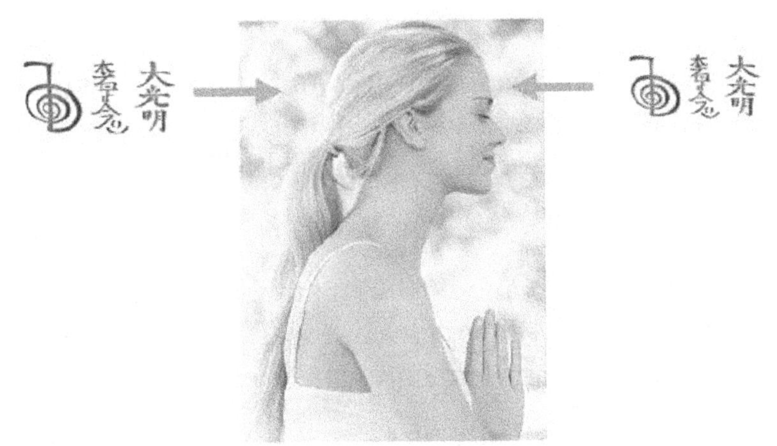

- Dibuje un CKR pequeño sobre el Chakra del tercer ojo del estudiante para abrir el centro a la energía del Reiki.

- Ahora, con la mano derecha unos centímetros delante del Chakra del tercer ojo y la mano izquierda unos centímetros detrás de su cabeza, entona los tres símbolos de Reiki previamente dibujados (DKM + HSZSN + CKR).

## Paso 6 (Muévete para que estés de pie delante del estudiante)

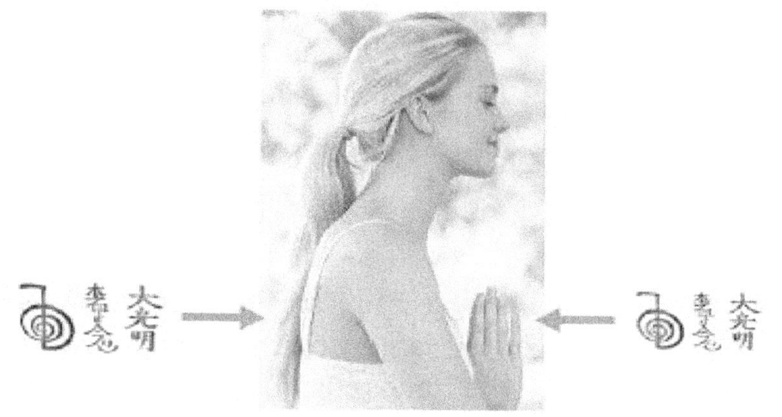

- Dibuja un CKR pequeño sobre su Chakra del Corazón de los estudiantes para abrir el centro a la energía del Reiki.

- Ahora, con las manos ahuecadas una junto a la otra, y las palmas dirigidas hacia el Chakra del corazón de su estudiante; entona los tres símbolos previamente dibujados (DKM + HSZSN + CKR) en el Chakra del corazón del estudiante, llenando su centro del corazón con energía de Reiki.

## Paso 7 (De pie frente al estudiante)

- Dibuja una CKR pequeña sobre las manos del estudiante para abrirlas a la energía del Reiki.

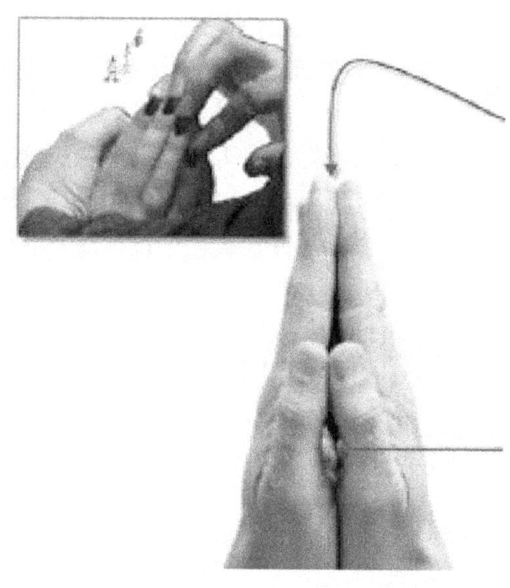

- Coloca tu mano no dominante alrededor de la parte posterior de las manos del estudiante de Reiki para que esté ahuecada o envuelta alrededor de sus pulgares (foto abajo).

- Usando tu mano no dominante, mueve las manos del estudiante más cerca de ti para que estén en una posición en que te resulte más fácil trabajar.

- Mientras todavía abrazas las manos del estudiante, coloca la punta de tus dedos de la mano dominante en la punta de los dedos del estudiante. Mantén la posición de las manos mientras transmites el DKM, el HSZSN y el CKR en sus manos. Recuerda entonar los nombres de cada uno de los símbolos tres veces.

## Paso 8 (De pie frente al estudiante)

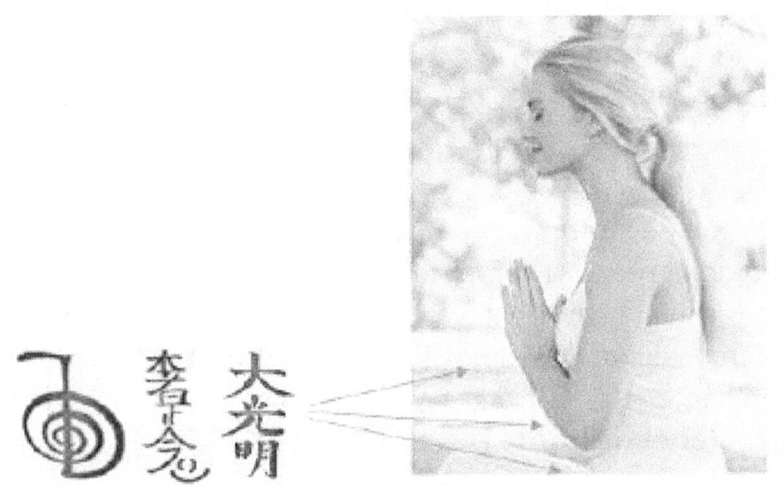

- Dejando las manos del estudiante en la posición de oración, retrocede ligeramente y dibuje un CKR pequeño sobre el plexo solar del estudiante, los Chakras sacra y de la raíz para abrir los tres centros de energía restantes del estudiante.

- Ahora, con las manos ahuecadas una al lado de la otra, con los pulgares juntos mirando hacia los siguientes tres Chakras: plexo solar, sacro y de raíz del estudiante, envíando los tres símbolos Reiki previamente dibujados (DKM + HSZSN + CKR), entonándolos tres veces.

## Paso 9 (De pie frente al estudiante)

- Toma las manos del estudiante y bájalas para que descansen en su regazo.

- Dibuja un CKR grande enfrente del cuerpo del estudiante para bajar a tierra su energía.

- Coloca tus manos unos cuantos centímetros por encima de su Chakra de la corona dentro de su campo áurico. A partir de ahí, pasa las manos por ambos lados de su aura hasta llegar a los pies. Toca el suelo con ambas manos para completar la conexión a tierra y romper tu conexión energética con el estudiante.

- Por último, en silencio establece una intención de gratitud al Reiki. (Ejemplo: "Agradezco al Reiki, la fuerza vital universal, al Dr. Usui, al Dr. Hayashi y a la Sra. Takata, así como a todos los Maestros Reiki de mi linaje del pasado, presente y futuro, por acompañarnos en esta ceremonia de sintonización. Que el poder y la sabiduría del Reiki nutra y guíe a -nombre del estudiante- a partir de este punto para que llegue a ser un poderoso y confiado practicante de Reiki.")

Permite que pase tanto tiempo como sientas intuitivamente necesario, y entonces di al estudiante: "Ahora puedes volver a la plena conciencia en tu propio tiempo cuando estés listo" o "Esto concluye la sintonización de primer nivel".

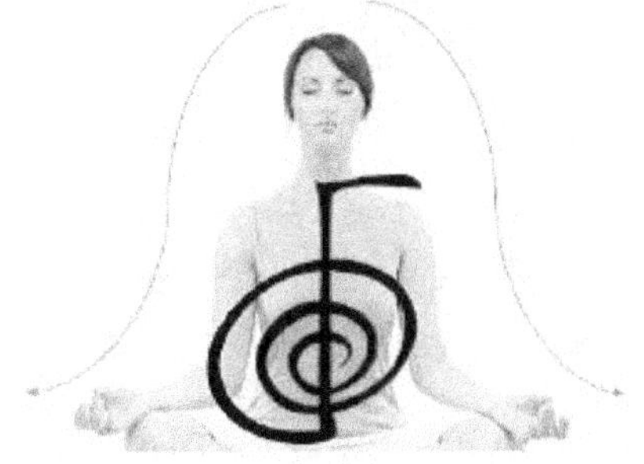

En este punto, puedes pedirle al estudiante que hable acerca de sus sentimientos, visiones o experiencias obtenidas durante la sintonización. Esta conversación permite al estudiante procesar lo ocurrido.

# 41. TÉCNICAS PARA REALIZAR UNA SINTONIZACIÓN PARA EL NIVEL II DE REIKI

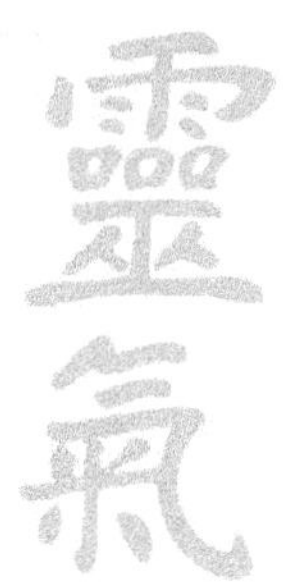

Ahora vamos a explorar la forma de sintonizar a un estudiante de Reiki al nivel 2. Asumiremos que ya se ha completado la preparación para la ceremonia de sintonización como se describió anteriormente; y que el estudiante se encuentra sentado en una silla, con los ojos cerrados y sus manos en posición Gassho, listo para la sintonización.

**Paso 1 (Estando de pie delante del estudiante)**

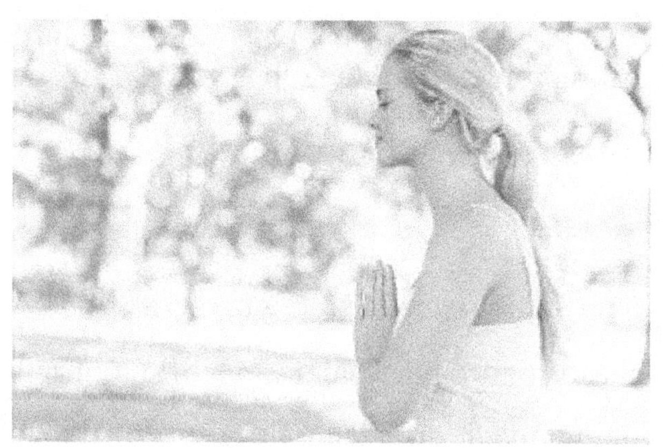

- Permanece frente al estudiante aproximadamente a un metro de distancia.

- Pídele que cierre los ojos y levante sus manos en la posición de oración con las manos delante del Chakra del corazón.

- Que tome una respiración profunda y relajante mientras realizan una invocación en voz baja, para que se abra a recibir la sintonía de Reiki. Ejemplo: "Yo (nombre del estudiante) llamo al Reiki, la fuerza de vida universal, pues me encuentro listo y abierto para recibir la presente sintonización." Otórgale al estudiante unos momentos para completar su invocación en silencio o en voz baja. Cuando sientas que está listo, pueden continuar.

- Pídele al estudiante que se relaje, siga sus instrucciones y disfrute de la experiencia de la ceremonia de armonización del Reiki.

- Comienza la ceremonia dibujando un símbolo de CKR grande sobre el Chakra del corazón de tu estudiante mientras entonas en voz baja CKR tres veces para activar la energía del Reiki,

- Con las manos ahuecadas delante de tu cuerpo, los pulgares tocando y las palmas hacia el estudiante, envía energía de Reiki a su Chakra del corazón para abrirlo a recibir la sintonización. Mantén esta posición durante aproximadamente 10-15 segundos o hasta que intuitivamente sientas que es hora de continuar.

- Ahora camina en sentido contrario a las agujas del reloj hacia la parte posterior de tu estudiante.

**Paso 2 (De pie detrás del estudiante)**

- Levanta las manos en la posición Gassho.

- Solicita que el Reiki, la fuerza vital universal, y todos los maestros de tu linaje Reiki del pasado, presente y futuro te acompañen en esta ceremonia, especialmente el Dr Usui, el Dr. Hayashi y la Sra. Takata. Que el poder y la sabiduría del Reiki te guíe y ayude a pasar el don del Reiki a través de esta sintonía. Que esta ceremonia sea una experiencia estimulante e inspiradora para el estudiante, y así pueda avanzar como un practicante de Reiki confiado y poderoso.

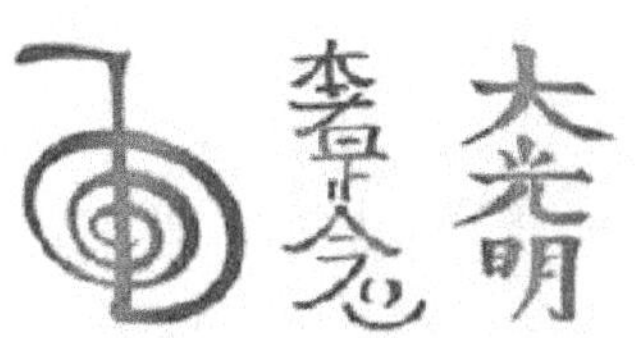

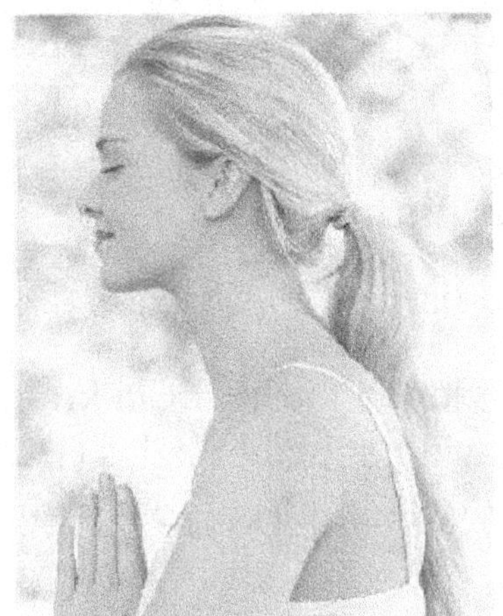

- Cuando te sientas listo y percibas la energía de Reiki a tu alrededor, abre los ojos, acércate a tu estudiante y coloca tu mano no dominante en su hombro.

- Ahora levanta tu mano dominante y mantenla horizontalmente en línea con tu Chakra del tercer ojo y directamente sobre el Chakra de la corona del estudiante. Dibuja los tres símbolos (DKM + HSZSN + CKR) en el aire sobre la cabeza de tu estudiante para activarlos y puedas usarlos durante la ceremonia. Recuerda entonar en voz baja los nombres de cada uno de los símbolos tres veces.

**Paso 3 (De pie detrás del estudiante)**

- Dibuja un CKR pequeño sobre el Chakra de la corona del estudiante para abrir el centro energético.

- Ahora coloca tus manos ahuecadas sobre dicho Chakra y entona tres veces los símbolos previamente dibujados (DKM + HSZSN + CKR) llenando toda su cabeza con Reiki.

- Luego, mueve las manos hacia los hombros del estudiante y haz pasar el Reiki mientras emites tres veces los tres símbolos dibujados anteriormente (DKM + HSZSN + CKR) desde los hombros hacia los brazos, pecho, abdomen, muslos, piernas y pies. Visualiza la energía llenando cada músculo, órgano, tejido y célula de su cuerpo.

### Paso 4 (De pie en el lado derecho del estudiante)

- Dibuje un CKR pequeño sobre el Chakra de la garganta del estudiante para abrir dicho centro, a la energía.

- Con la mano derecha unos centímetros delante del Chakra de la garganta del estudiante y la mano izquierda a unos cuantos centímetros atrás del cuello, coloca los tres símbolos previamente dibujados (DKM + HSZSN + CKR) en dicho Chakra llenándolo con energía. No te olvides de entonar cada símbolo tres veces.

### Paso 5 (De pie en el lado derecho del estudiante)

- Dibuja un CKR pequeño sobre el Chakra del tercer ojo del estudiante para abrirlo.

- Con tu mano derecha unas pulgadas delante del Chakra del tercer ojo del estudiante y tu mano izquierda a unos cuantos centímetros de la parte posterior de su cabeza, entona en voz baja los tres símbolos de Reiki dibujados anteriormente (DKM + HSZSN + CKR).

### Paso 6 (Muévete para que estés de pie delante del estudiante)

- Dibuja un CKR pequeño sobre el Chakra del corazón del estudiante para abrirlo.

- Con las manos ahuecadas una junto a la otra, y las palmas viendo hacia el Chakra del corazón de su estudiante; irradia los tres símbolos de Reiki previamente dibujados (DKM + HSZSN + CKR) llenando su centro del corazón con energía de Reiki. Recuerda entonar los nombres de cada uno de los símbolos tres veces.

### Paso 7 (De pie frente al estudiante)

- Dibuja una CKR pequeña sobre las manos del estudiante para abrir las manos a la energía del Reiki.

- Coloca tus manos ahora en la parte posterior de las manos del estudiante y sostenlas suavemente, muévelas hacia abajo, hacia su regazo para que sus palmas estén mirando hacia arriba.

- Dibuja el CKR, SH y HSZSN en la palma de la mano derecha del estudiante. Golpea los símbolos en la mano derecha del estudiante y menciona en voz baja que los símbolos permanecerán con el estudiante por toda la vida. Ahora repite las acciones previas exactas en la mano izquierda. Recuerde entonar cada símbolo tres veces.

- Una vez que los símbolos se han incrustado en ambas palmas, sujeta la parte posterior de las manos del estudiante, guiándolas de nuevo a la posición Gassho.

**Paso 8 (De pie frente al estudiante)**

- Retrocede y dibuja un CKR pequeño sobre los siguientes Chakras del estudiante: el plexo solar, sacro y raíz; para abrir los tres centros de energía restantes del estudiante.

- Con las manos ahuecadas una junto a la otra, y las palmas mirando hacia el estudiante, entona tres veces los símbolos de Reiki previamente dibujados (DKM + HSZSN + CKR).


**Paso 9 (De pie frente al estudiante)**

- Ahora toma las manos del estudiante y bájalas para que descansen en su regazo.

- Dibuja una CKR grande enfrente de él para poner a tierra su energía.

- Coloca tus manos unos centímetros por encima del Chakra de la corona del estudiante. Comenzando desde ahí, baja las manos por ambos lados de su aura hasta llegar a sus pies. Toca el suelo con ambas manos para completar la conexión a tierra y romper tu conexión con el estudiante Reiki.

- En voz baja, entona una oración de agradecimiento. Ejemplo: "Me gustaría agradecer al Reiki, la fuerza vital universal, al Dr Usui, al Dr. Hayashi y a la Sra. Takata, así como a todos los maestros Reiki de mi linaje, en el pasado, presente y futuro, por acompañarnos en esta ceremonia de sintonización. Que el poder y la sabiduría del Reiki nutra y guíe a mi alumno, a partir de este punto de empoderamiento, para convertirle en un poderoso y confiado practicante de Reiki avanzado."

Deja pasar tanto tiempo como sientas intuitivamente necesario, entonces comenta al estudiante: "Ahora puedes volver a la plena conciencia en tu propio tiempo cuando estés listo" o "Esto concluye la sintonización de segundo grado".

# 42. TÉCNICAS PARA REALIZAR UNA SINTONIZACIÓN PARA EL NIVEL III DE REIKI

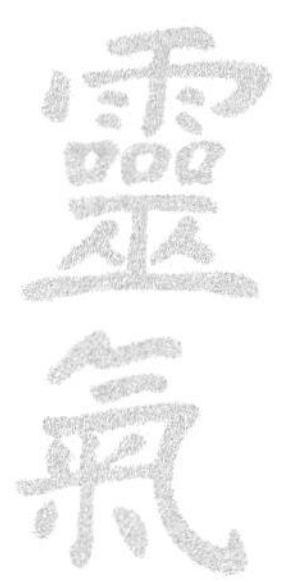

Ahora exploraremos cómo puedes sintonizar a tus estudiantes al nivel 3 de Reiki. Daremos por hecho de que ya has completado la preparación adecuada para la ceremonia; y que el estudiante se encuentra sentado en una silla con los ojos cerrados y sus manos en la posición de oración, listo para la sintonización.

## CÓMO REALIZAR LA SINTONIZACIÓN DEL NIVEL III DE REIKI

### Paso 1 (Posición de pie, frente al estudiante)

Permanecerás frente al estudiante a una distancia prudencial. Pídele que cierre los ojos y levanta tus manos en la posición de oración Gassho. Que el estudiante tome una respiración profunda y se relaje mientras realizan una invocación para abrirse a recibir la sintonía de Reiki. Cuando sientas que están listos, puedes continuar.

Comienza la ceremonia dibujando un símbolo de CKR grande sobre el Chakra del corazón del estudiante mientras entonas silenciosamente CKR tres veces para activar la energía Reiki en y alrededor de su aura.

Con las manos ahuecadas, y las palmas hacia el estudiante, envía energía Reiki a su Chakra del corazón. Mantén esta posición durante aproximadamente 10-15 segundos o hasta que intuitivamente sientas que es hora de continuar.

Ahora camina en sentido contrario a las agujas del reloj hacia la parte posterior de tu estudiante.

### Paso 2 (De pie detrás del estudiante)

Levanta tus manos en la posición Gassho.

Invoca la presencia del Reiki, la fuerza vital universal; así como la presencia espiritual de todos los maestros de tu linaje Reiki (recuerde que el Reiki no está ligado al tiempo ni al espacio), especialmente del Dr Usui, del Dr. Hayashi y de la Señora Takata. Agradece su participación en esta ceremonia de sintonización. Pide que el poder y la sabiduría del Reiki te guíen y te ayuden a pasar el don del Reiki a través de esta sintonización al Reiki Nivel III. Solicita que esta ceremonia sea una experiencia estimulante e inspiradora para tu estudiante, con el fin de que pueda avanzar como un Maestro de Reiki confiado y poderoso.

Cuando te sientas listo y pueda sentir la energía del Reiki a tu alrededor, abre los ojos, acércate al estudiante y coloca tu mano NO dominante en su hombro.

Ahora, levantarás tu mano dominante y mantenla horizontalmente en línea con tu Chakra del tercer ojo y directamente sobre el Chakra de la corona del estudiante.

Dibuja los tres símbolos (DKM + HSZSN + CKR) en el aire sobre la cabeza del estudiante para activar los símbolos. Recuerda SIEMPRE entonar los nombres de cada uno de los símbolos tres veces mientras los dibujas.

## Paso 3 (De pie detrás del estudiante)

Dibuja un CKR pequeño sobre el Chakra de la corona del estudiante para abrir el centro de la corona del estudiante.

Ahora, coloca tus manos ahuecadas sobre el Chakra de la corona del estudiante y entona los tres símbolos previamente dibujados (DKM + HSZSN + CKR) tres veces, llenando toda su cabeza con energía de Reiki.

Luego, mueve las manos hacia los hombros de tu estudiante y emite los tres símbolos desde los hombros hacia los brazos, pecho, abdomen, muslos, piernas y pies. Visualiza la energía Reiki llenando cada músculo, órgano, tejido y célula de su cuerpo.

## Paso 4 (De pie en el lado derecho del estudiante)

Dibuja un CKR pequeño a corta distancia del Chakra de la garganta del estudiante para abrirlo.

Con la mano derecha a unos cuantos centímetros del del Chakra de la garganta del estudiante y la mano izquierda a pocos centímetros de la parte posterior del cuello del estudiante, haz pasar los tres símbolos de Reiki, llenando su garganta con energía de Reiki.

## Paso 5 (De pie al lado derecho del estudiante)

Dibuja un CKR pequeño sobre el Chakra del tercer ojo del estudiante para abrirlo. Con la mano derecha a unos cuantos centímetros del frente del Chakra del tercer ojo del estudiante y tu mano izquierda a unos centímetros de la parte posterior de la cabeza, activa los tres símbolos de Reiki.

## Paso 6 (Muévete nuevamente frente al estudiante)

Dibuja un CKR pequeño sobre el Chakra del corazón del estudiante para abrirlo. Con las manos ahuecadas una al lado de la otra y los pulgares juntos, hacia el Chakra del corazón de su estudiante, activa los tres símbolos de Reiki en el Chakra del corazón del estudiante llenando su corazón con energía del Reiki.

### Paso 7 (De pie frente al estudiante de Reiki)

Toma la mano derecha de tu estudiante y dibuja el DKM en la palma de su mano. Entona el mantra del símbolo maestro tres veces, para que permanezca con el estudiante durante toda su vida. Ahora repite lo mismo en la mano izquierda.

Una vez que el símbolo maestro se ha incrustado en ambas palmas, sujetando la parte posterior de las manos del estudiante, guíalas a la posición de oración Gassho.

### Paso 8 (De pie frente al estudiante de Reiki)

Dejando las manos del estudiante en la posición de oración, retrocede ligeramente y dibuja un CKR pequeño a corta distancia sobre el plexo solar del estudiante, sobre los Chakras sacro y de la raíz, abriendo los tres centros de energía restantes del estudiante.

Con las manos ahuecadas, los pulgares juntos, y las palmas mirando hacia el alumno, dibuja y entona los tres símbolos de Reiki por encima del plexo solar, los Chakras sacro y de la raíz respectivamente.

### Paso 9 (De pie frente al estudiante de Reiki)

Toma las manos del estudiante y bájalas para que descansen en su regazo.

Dibuja una CKR grande enfrente del cuerpo de tu estudiante para poner a tierra su energía.

Coloca tus manos unos centímetros por encima del Chakra de la corona. Comenzando desde ahí, pasa tus manos por ambos lados de su aura hasta llegar a los pies del estudiante. Toca el suelo con ambas manos para completar la conexión a tierra y romper tu propia conexión con el estudiante Reiki.

Por último, entona una oración de agradecimiento (Como ejemplo: "Me gustaría agradecer a la fuerza vital universal, al Dr Usui, al Dr. Hayashi y a la Señora Takata y a todos los Maestros Reiki de mi linaje, por participar en esta ceremonia de sintonización de (tal persona). Pido que el poder y la sabiduría del Reiki le nutra y le guíe desde este punto en adelante, y le convierta en un maestro de Reiki poderoso y confiado.

Permite que pase tanto tiempo como lo sientas intuitivamente necesario, y entonces murmura al estudiante: "Ahora puedes volver a la plena conciencia de tu propio tiempo y espacio, cuando estés listo" o "Esto concluye la sintonización de tercer grado".

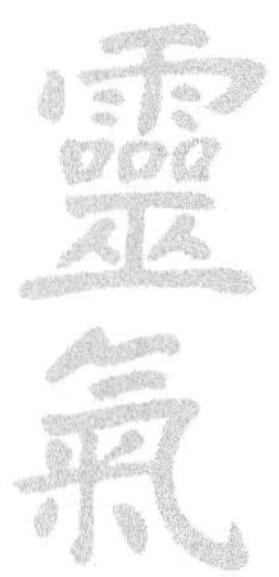



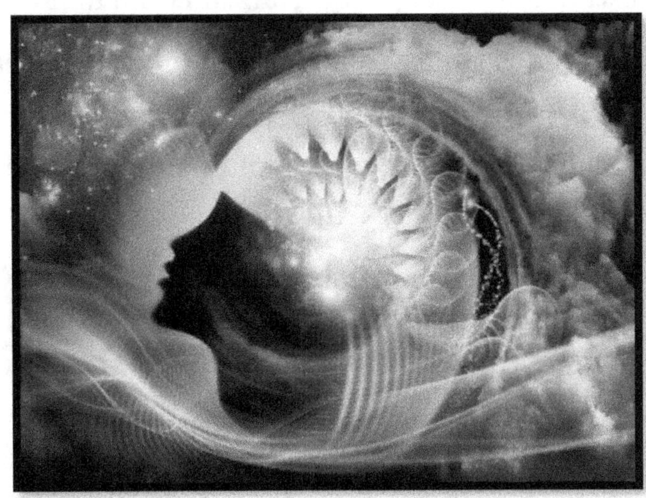

Ahora vamos a explorar cómo puedes sintonizar a tus estudiantes de Reiki a los niveles I, II y III con una sola ceremonia. Asumiremos que ya se ha completado la preparación tal como se describió anteriormente; y que el estudiante Reiki se encuentra sentado con los ojos cerrados y sus manos en la posición Gassho listo para la sintonización.

**Paso 1 (Estando de pie delante del estudiante)**

- Pide al estudiante que tome una respiración profunda y relajante mientras realiza una invocación silenciosa para abrirse a recibir la sintonía de Reiki. Cuando sientas que están listos, puedes continuar.

- Comienza la ceremonia dibujando un símbolo CKR grande sobre el Chakra del corazón del estudiante mientras entonas en voz baja las palabras CKR para activar la energía de Reiki en y alrededor de su aura.

- Con las manos ahuecadas delante de su cuerpo, y las palmas volteadas hacia el estudiante, envía energía hacia su Chakra del corazón para abrirlo a recibir la sintonización Reiki. Mantén esta posición aproximadamente durante 10-15 segundos o hasta que intuitivamente sientas que es hora de continuar.

- Ahora camina en sentido contrario a las agujas del reloj hacia la parte posterior de su estudiante.

## Paso 2 (De pie detrás del estudiante)

- Levanta tus manos en la posición Gassho.

- Solicita que el Reiki, la fuerza vital universal, y todos los maestros de Reiki de tu linaje, del pasado, presente y futuro, especialmente el Dr Usui, el Dr. Hayashi y la Sra. Takata les acompañen en esta ceremonia de sintonización. Que el poder y la sabiduría del Reiki guíen y te ayuden a pasar el don del Reiki a través de esta sintonía a Usui Reiki Nivel I, II y III. Pide que esta ceremonia sea una experiencia edificante e inspiradora para tu estudiante, y así pueda avanzar como un Maestro de Reiki confiado y poderoso.

- Cuando sientas la energía del Reiki a tu alrededor, abre los ojos, acércate al estudiante y coloca tu mano no dominante en su hombro.

- Ahora levanta tu mano dominante y mantenla horizontalmente en línea con tu Chakra del tercer ojo y directamente sobre el Chakra de la corona del estudiante.

- Dibuja los tres símbolos (DKM + HSZSN + CKR) en el aire sobre la cabeza de tu estudiante para activarlos y poder usarlos durante la ceremonia. Recuerda entonar los nombres de cada uno de los símbolos tres veces mientras los dibujas.

## Paso 3 (De pie detrás del estudiante)

- Dibuja un CKR pequeño sobre el Chakra de la corona del estudiante para abrir su centro de energía.

- Ahora coloca tus manos ahuecadas sobre dicho Chakra y entona tres veces los símbolos previamente dibujados (DKM + HSZSN + CKR) llenando toda su cabeza con energía de Reiki.

- Luego mueve las manos hacia los hombros del estudiante y haz pasar / emite los tres símbolos de Reiki previamente dibujados (DKM + HSZSN + CKR) desde los hombros hasta los brazos, pecho, abdomen, muslos, piernas y pies. Visualiza la energía de Reiki llenando cada músculo, órgano, tejido y célula del cuerpo. Recuerda entonar en voz baja los nombres de cada uno de los símbolos tres veces.

## Paso 4 (De pie en el lado derecho del estudiante)

- Dibuja un CKR pequeño sobre el Chakra de la garganta del estudiante.

- Con la mano derecha a unos cuantos centímetros frente al Chakra de la garganta, y la mano izquierda a pocos centímetros de la parte posterior del cuello del estudiante, haz pasar los tres símbolos de Reiki dibujados anteriormente (DKM + HSZSN + CKR) llenando dicho centro con energía de Reiki. Recuerda entonar en voz baja los nombres de cada uno de los símbolos tres veces.

## Paso 5 (De pie al lado derecho del estudiante)

- Dibuja un CKR pequeño sobre el Chakra del tercer ojo del estudiante para abrirlo a la energía.

- Con la mano derecha a unos cuantos centímetros frente al Chakra del tercer ojo del estudiante y tu mano izquierda a unos centímetros de la parte posterior de su cabeza, activa los tres símbolos dibujados anteriormente (DKM + HSZSN + CKR) llenando este centro con energía de Reiki.

## Paso 6 (Muévete para que estés de pie delante del estudiante)

- Dibuja un CKR pequeño sobre el Chakra del corazón del estudiante para abrirlo a la energía.

- Con las manos ahuecadas una junto a la otra, y las palmas hacia el Chakra del corazón de tu estudiante; irradia los tres símbolos de Reiki previamente dibujados (DKM + HSZSN + CKR) hacia el Chakra del corazón del estudiante, llenándolo con energía de Reiki. Recuerda entonar los nombres de cada uno de los símbolos tres veces.

## Paso 7 (De pie frente al estudiante)

- Dibuja un CKR pequeño sobre las manos del estudiante para abrirlas a la energía.

- Coloca tus manos en la parte posterior de sus manos y sosteniéndolas suavemente, ábrelas y muévelas hacia abajo, hacia su regazo para que sus palmas estén mirando hacia arriba.

- Dibuje el CKR, SH, HSZSN y DKM en la palma de la mano derecha del estudiante. Coloca los símbolos en la mano derecha del estudiante y murmura que el símbolo maestro permanecerá con el estudiante para toda la vida. Ahora, repite lo mismo en la mano izquierda. Recuerda entonar los nombres de cada uno de los símbolos tres veces.

- Una vez que los cuatro símbolos se han incrustado en ambas palmas, devuelve las manos del estudiante a la posición Gassho.

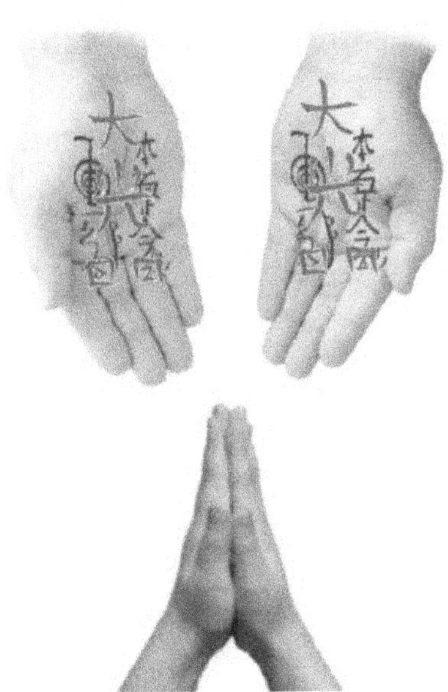

## Paso 8 (De pie frente al estudiante)

- Dejando las manos del estudiante en la posición de oración, retrocede ligeramente y dibuja un CKR pequeño sobre los siguientes tres Chakras: el plexo solar, sacro y de la raíz para abrir los tres centros de energía restantes del estudiante.

- Con las manos ahuecadas una junto a otra, y las palmas mirando hacia el estudiante, irradia los tres símbolos de Reiki previamente dibujados (DKM + HSZSN + CKR) para llenar sus tres centros con energía de Reiki. Recuerda entonar en voz baja los nombres de cada uno de los símbolos.

- Tome las manos del estudiante y bájalas para que descansen en su regazo.
- Dibuja una CKR grande enfrente del cuerpo de tu estudiante para poner a tierra su energía.

- Coloca tus manos unos centímetros por encima del Chakra de la corona. Comenzando desde ahí, pasa tus manos por ambos lados de su aura hasta llegar a los pies del estudiante. Toca el suelo con ambas manos para completar la conexión a tierra y romper tu propia conexión con el estudiante Reiki.

- Por último, entona una oración de agradecimiento (Como ejemplo: "Me gustaría agradecer a la fuerza vital universal, al Dr Usui, al Dr. Hayashi y a la Señora Takata y a todos los Maestros Reiki de mi linaje, por participar en esta ceremonia de sintonización de (tal persona). Pido que el poder y la sabiduría del Reiki le nutra y le guíe desde este punto en adelante, y le convierta en un maestro de Reiki poderoso y confiado.

   Permite que pase tanto tiempo como lo sientas intuitivamente necesario, y entonces murmura al estudiante: "Ahora puedes volver a la plena conciencia de tu propio tiempo y espacio, cuando estés listo" o "Esto concluye la sintonización del primero, segundo y tercer grado de Reiki".

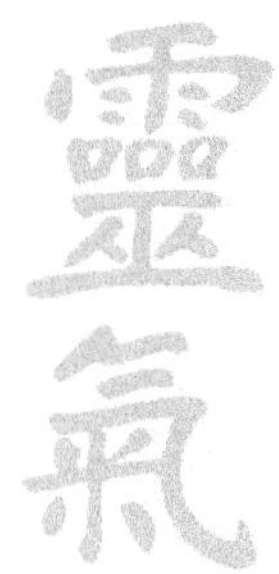



A pesar de que algunos maestros de Reiki consideran controversial el tema de las sintonizaciones a distancia, miles de estudiantes de Reiki que han recibido tales sintonizaciones están convencidos de que son tan efectivas como las recibidas personalmente. Toma en cuenta que las sintonizaciones a distancia operan bajo los mismos principios que una sesión a distancia Reiki, de modo que los maestros que están en contra de las sintonizaciones a distancia están cuestionando los principios que ellos mismos están enseñando en el Nivel II de Reiki.

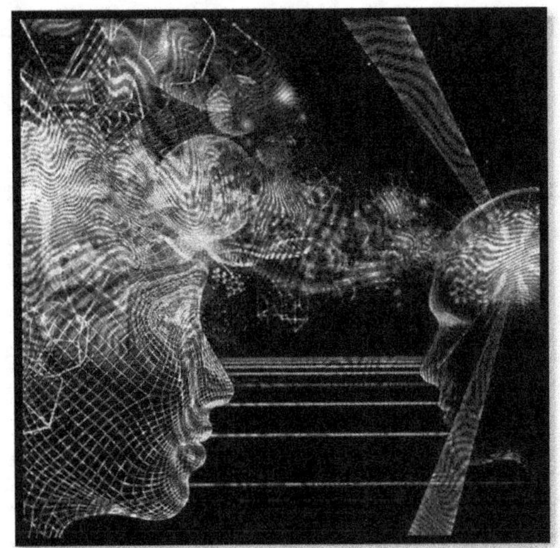

Las sintonizaciones a distancia son ideales para personas que no pueden viajar o asistir a un curso, pero que tienen una necesidad urgente de sintonizarse y usar el Reiki para la curación personal o porque les gustaría seguir un camino en la enseñanza y la sanación a otros. En esta época donde la información es accesible desde cualquier parte del mundo y nuestra comprensión de la naturaleza del tiempo y el espacio se flexibilizan, adquiere más sentido que las sintonizaciones a distancia se están convirtiendo en algo común.

Las sintonizaciones a distancia permiten que Reiki se extienda por todo el mundo. Todas las sintonizaciones deben llevarse a cabo con los más altos estándares profesionales y con un fuerte énfasis en la atención al detalle.

## LOS BENEFICIOS DE LAS SINTONIZACIONES A DISTANCIA

Así como los símbolos de Reiki facilitan la curación a distancia que permiten al practicante de Reiki trabajar con clientes en cualquier parte del mundo, también es posible que un maestro Reiki realice a distancia la ceremonia de sintonización.

Aunque las sintonizaciones a distancia permiten que el destinatario practique Reiki, también deben asumir el compromiso de leer y asimilar la información proporcionada en el curso y los manuales para asegurarse de que están trabajando de acuerdo con las directrices establecidas en el método Usui. Es muy importante practicar regularmente Reiki en sí mismo y en otros, con el fin de ganar experiencia y una mejor comprensión de la energía.

## LINEAMIENTOS PARA PREPARAR UNA SINTONIZACIÓN A DISTANCIA:

- Decidir el método que se utilizará para realizar la sintonización a distancia ya sea a través de la transmisión directa o de un sustituto.

- Si es posible, el destinatario debe estar en estado receptivo y listo para recibir la sintonización sin interrupciones.

- Solicitar que el receptor se acueste o se siente en una posición cómoda.

- La mayoría de las personas disfrutarán más la experiencia si reservan el tiempo y se encuentran un lugar tranquilo para recibir la sintonización. A ellos les puede resultar útil tener los ojos cerrados y las manos apoyadas en el regazo, las palmas hacia arriba o mantenerse en posición de oración.

- Deberá recordarse al destinatario que recibir la sintonización de Reiki a distancia es sólo una parte del proceso. Deben dedicar tiempo y práctica para aprender y dominar las técnicas. Reiki es una práctica intuitiva, pero el estudio del material a fondo da a la intuición un punto de partida.

- Durante la sintonización a distancia, puede recomendar que el destinatario escuche música relajante.

El reto más común al realizar las sintonizaciones a distancia, es ayudar al receptor a comprender que todos experimentamos el Reiki de diferentes maneras. Algunas de las experiencias más comunes son las siguientes:

- Sentir calor o frío.
- Visualizar escenas de vidas pasadas.
- Ver colores o imágenes.
- Escuchar sonidos o voces.
- Ver espíritus guías.
- Ver maestros Reiki del pasado.
- Emocionarse, sentirse invadido por la energía.

No existe manera correcta o incorrecta de experimentar las sintonizaciones y es sólo el comienzo de su viaje en la vida con el Reiki. No todo el mundo tiene una experiencia dramática y algunas personas pueden tener dificultad para detectar la energía Reiki durante la sintonización. Para recibir la mejor experiencia durante una sintonización, tanto maestro como estudiante deben establecer la intención de estar conectados a la energía Reiki y permanecer relajados y abiertos.

Existen diversas maneras de realizar una sintonización Reiki a distancia.

     Isis Estrada / Reiki

## INTENCIÓN DIRECTA

Este método implica una conexión energética con el destinatario a través de "cables" de luz blanca y permitir que la sintonía se ejecute a través de esa conexión.

Generalmente se recomienda cuando el maestro se encuentra en la misma habitación que el destinatario, pero no son capaces de participar en una sintonía típica persona a persona.

Un ejemplo, sería el caso de una persona muy enferma, o con alguna discapacidad, y que es posible visitarlos pero no práctico sintonizarlos mientras están acostados enfermos en una cama de hospital; aunque les gustaría poder trabajar con Reiki realizando autotratamientos. En este ejemplo, se puede usar la sintonización de corona a corona, y establecer la intención de que el destinatario tenga la capacidad de realizar autotratamientos cada vez que ponga sus manos sobre su cuerpo o piense en la energía de Reiki.

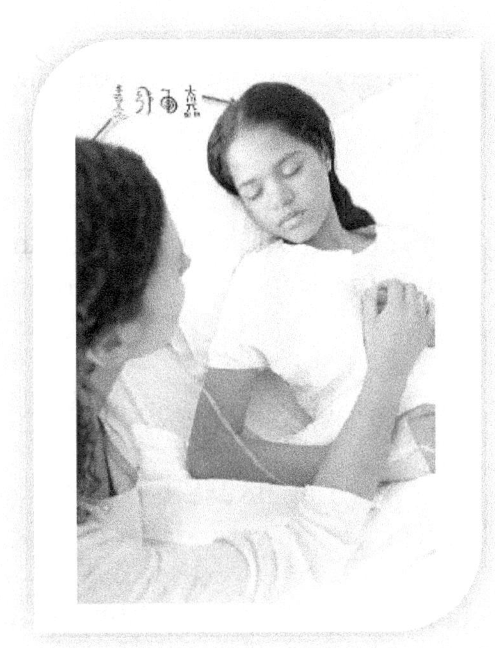

## USANDO LA INTENCIÓN DIRECTA CON EL MÉTODO DE SUSTITUCIÓN

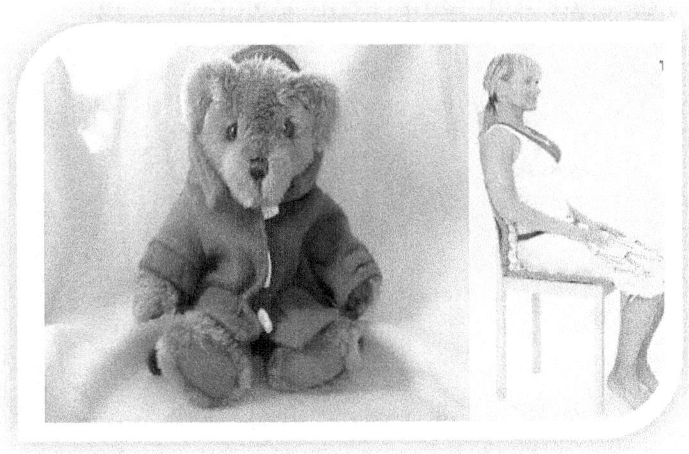

Usted puede combinar el método de intención directa con el uso de un sustituto (oso de peluche, su regazo, etc.) y dar la sintonización en persona al sustituto, con la intención de que vaya al destinatario. Por favor, remítase al Nivel 2 para más información sobre cómo usar un sustituto.

# REALIZACIÓN DE SINTONIZACIONES DE REIKI A DISTANCIA

- Paso 1: Acordar la fecha y la hora con el destinatario, para la sintonización.

- Paso 2: Decida el método que utilizará para conectarse con el destinatario. Puede elegir imprimir la imagen del destinatario, su casa o ubicación.

- Paso 3: Estén preparados al menos 5 minutos antes de la hora acordada, con música relajante en segundo plano. Toma unos momentos para conectarte con la energía de Reiki y dibujar en la energía los símbolos con los que vas a trabajar en la sintonización a distancia.

- Paso 4: Establecer una intención en voz baja.

- Paso 5: Al mirar al sustituto, visualiza estar conectado y transportado a través del tiempo y el espacio, como estando en el mismo lugar con tu estudiante / destinatario.

- Dependiendo del nivel de sintonía que estés realizando, visualísate frente al destinatario y pasa por todo el proceso en su mente o realiza las acciones físicas en el sustituto usando técnicas detalladas anteriormente.

- Al final de la sintonización, debes pedirle al poder y a la sabiduría de Reiki que rompan la conexión entre tú y el estudiante / destinatario, y que el Reiki te regrese a tu ubicación actual.

- Concluye la ceremonia con una breve oración de agradecimiento y lava tus manos en agua corriente, así como beber un vaso de agua fría, para cerrar la conexión energética entre tú y el cliente.

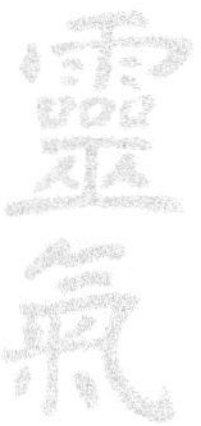

Todos tenemos capacidades psíquicas dentro de nosotros mismos que están esperando ser despertadas. La capacidad de sanarnos a nosotros mismos y entre nosotros es una de estas habilidades. Hacerlo es una simple cuestión de reclamar tu poder inherente. La cirugía psíquica es una herramienta que permite hacerte cargo de tu poder interior y usarlo para sanar.

La principal razón por la cual las personas no están en óptima salud es porque consciente y subconscientemente crean bloques para el flujo de energía, de la fuerza vital dentro de sí mismos. Estos bloques generalmente consisten en recuerdos, creencias y emociones que no están alineados con la salud óptima de la persona, y se crean generalmente debido a la confusión sobre cómo conseguir satisfacer nuestras necesidades de una manera sana. Los bloqueos de la energía de la fuerza de vida, se alojan particularmente en o alrededor de los órganos del cuerpo, en los Chakras o en el aura. Estos bloqueos energéticos negativos pueden causar problemas de salud, así como otras dificultades en la vida. Una vez que se eliminan, la energía de la fuerza de vida regresa a su flujo sano normal y la salud de la persona se restaura.

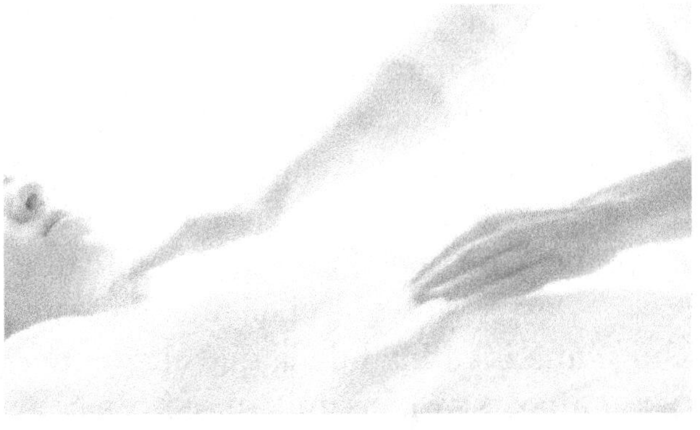

La cirugía psíquica se puede utilizar para liberar dichos bloqueos de energía negativa. El proceso puede ayudar en la curación de cualquier problema o dificultad, incluyendo dificultades emocionales, problemas de relación, adicciones, problemas espirituales, así como de salud física. Debe tenerse en cuenta que si la persona tiene un problema físico o psicológico, es importante que le vea un médico en el área particular que le aqueje, y que el Reiki sea un complemento para su curación.

La cirugía psíquica se puede realizar como parte de una sesión de Reiki tanto para otras personas como para uno mismo.

## PARTE UNO

El primer paso es dar a la causa del problema una identidad. Esto permitirá que el cliente y el profesional se enfoquen directamente en la causa y la liberen. Darle al problema una identidad puede ser curativo en sí mismo, ya que permite traer la causa a la conciencia donde se le pueda tratar. Esto implica encontrar la ubicación de un bloque y decidir cómo se ve.

Pide al cliente que piense en el área en que le gustaría ser sanado. Toma en cuenta que no es necesario que te diga cuál es el problema, sólo que lo piensen. Esto puede ser muy útil para muchos clientes, ya que algunos problemas son tan sensibles que el cliente puede no querer que nadie sepa sobre ellos.

Pide al cliente que cierre los ojos y piense en el problema. Pregúntale "si la causa de este problema existiera en una parte del cuerpo, ¿en qué parte estaría?" Esto es a menudo fácil de responder ya que el cliente sentirá tensión o dolor en un área del cuerpo cuando piensa en la cuestión. Si tiene dificultad en la elección de un área, simplemente pídele al cliente que imagine que junte sus manos como si sostuviera algo e imagine que el problema se encuentra ahí.

Ahora, pregunta al paciente "Si la causa de este problema tuviera una forma, ¿qué forma tendría?" Si un órgano físico es lo que necesita curación, la causa no se verá como el órgano, sino que será una forma pegada o cerca del órgano, o puede estar ubicado en otra parte del cuerpo o incluso en el aura. A veces hay más de una ubicación y si este es el caso, es importante trabajar donde el cliente siente que es la ubicación más importante primero, y luego tratar con las otras ubicaciones de una en una, si siguen presentes después del tratamiento inicial.

A continuación, pregunta al paciente: "Si esta forma tuviera un color o colores, ¿cuál sería?" Luego pregunta por su textura, qué tan pesado sería, si hace algún sonido, qué sonido haría o qué diría si tuviera una voz. Recuerda que cualquier respuesta es aceptable y no tienen necesariamente que contestarse todas estas preguntas.

Después de que el cliente conteste algunas o todas tus preguntas, la causa tendrá ahora una identidad de la que el cliente será conscientemente. Esto le da al cliente algo para enfocarse y le permite monitorear su progreso con cada sesión.

Pregunta al cliente si está dispuesto a dejar completamente de lado la causa y ser sanado ahora. Dile al cliente que vas a enviar el problema a una potencia superior. Pídele que ponga su atención en la forma y se concentre en liberarla. También pídele que reconozcan y esté dispuesto a aprender cualquier lección o a recibir cualquier información necesaria para que la curación tenga lugar.

El paciente, con los ojos cerrados, debe estar sentado de forma que puedas moverte alrededor de él. Colócate detrás del cliente y dibuja con tu dedo índice y medio el símbolo de poder (CKR) en cada palma de tus manos entonando su mantra tres veces. Después, ahora frente al paciente, dibuja un símbolo de poder grande delante de él tres veces, entonando su mantra, para activar el símbolo. Ahora dibuja un símbolo de poder unos centímetros por encima de cada uno de los Chakras de tu cliente para habilitarlos, entonando el nombre del símbolo tres veces.

Extiende tus dedos de Reiki que serán utilizados en la cirugía psíquica. Esto se hace agarrando los dedos y el pulgar en su mano dominante con la otra mano no dominante y visualizando que están hechos de una sustancia chiclosa. Estíralos varias veces mientras inhalas y exhalas profundamente. Tus dedos deben alcanzar una longitud entre 30 a 45 centímetros. A continuación, dibuja y activa el símbolo de poder en cada uno de los dedos extendidos y al tocarlos afirma para ti mismo que están extendidos y tienen sustancia. Haz esto con ambas manos. Mueve las manos y visualiza que puedes sentir estos dedos extendidos y el poder curativo que contienen.

La cirugía psíquica se hace con su enfoque completo e intención. Se hace, con la certeza de que el Reiki es una energía real e inteligente, y que la sesión será un éxito. Elabora una oración mentalmente y pide que la curación tenga lugar dentro del amor y la sabiduría divinas para que el bien más alto sea creado en todos los involucrados.

Pide al cliente que se concentre en la ubicación del bloqueo y que esté dispuesto a dejarlo ir y ser sanado. Dibuja un símbolo de poder sobre el área donde está ubicado el bloque.

Con toda la fuerza de tu ser, imagina llegar al interior del cuerpo del cliente y agarrar la energía negativa con tus dedos extendidos, sacándola y soltándola al suelo para transmutar y desaparecer en la tierra. Utiliza tu intuición para guiarte con respecto a la manera en que lo ques. Inhala mientras retiras el bloqueo y exhala mientras liberas la energía a la tierra.

Repite este proceso tantas veces como sientas necesario y percibe cualquier cambio en el área. Permítete ser guiado y probar diferentes técnicas a medida que avanzas.

El cliente puede notar y ser capaz de decirte los cambios que se observen durante o después del proceso. Comprueba con el cliente y pídele que describa la forma, ahora. A menudo, la forma ha cambiado, reducido en tamaño o se ha ido.

Entonces, cura el área con Reiki, para llenar la ubicación ahora vacía, con luz. Después, retrocede y haz un movimiento similar a un corte de karate para terminar la conexión entre tú y el cliente.

Ahora, retrae los dedos extendidos empujándolos de nuevo a su tamaño normal, mientras haces un sonido de soplado. Puedes continuar con una sesión de Reiki completa si tienes tiempo.

Si después de todo esto, hay alguna resistencia y encuentras que a pesar de tus mejores intentos la forma de tu paciente no ha cambiado, entonces puede significar que el bloqueo tenga una lección conectada a él que se debe comunicar al paciente antes de que pueda ser erradicado.

Dibuja el símbolo mental / emocional (SHK) sobre el área donde se encuentra el bloqueo y enfócalo con energía de Reiki hasta que se haga evidente lo que el paciente necesita hacer para que se produzca la curación del problema. Esta técnica funciona. Es poderosa y es fácil de aprender por cualquier persona dispuesta a tomar el tiempo para probarlo.

# 46. REIKI AVANZADO:
## EMPODERAR A TRAVÉS DEL REIJU

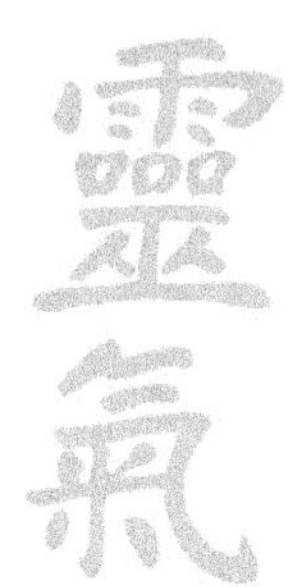

**MEDITACIÓN REIJU PARA UNO MISMO**

Se dice que dentro de sus enseñanzas, el Dr. Usui realizaba lo que se conoce como "empoderamientos Reiju" con sus estudiantes. Reiju se puede traducir como "conferir/recibir espíritu". Estos empoderamientos eran diferentes a las sintonizaciones en las cuales el estudiante era capaz de atraer energía para profundizar su conciencia. La meditación Reiju fue una experiencia compartida entre maestro y estudiante, y se cree que tiene sus orígenes en el Budismo Tendai.

1. Toma algunas respiraciones profundas y despeja tu mente.
2. Visualiza la apertura del centro de tu corazón.
3. Levanta las manos sobre tu cabeza en línea con tus hombros con las palmas viendo hacia arriba y los dedos apuntando hacia afuera.
4. Siente la energía del Reiki descender bajando a través del Chakra de la corona, e ingresando también por tus manos, hasta el ombligo o Chakra sacro.
5. Apoye las manos sobre el abdomen.
6. Siente la conexión a la energía de Reiki.
7. Levanta tus manos por encima de la cabeza y permite que la energía del Reiki llene tu cuerpo hasta que te sientas radiante.
8. Coloca tus manos en el abdomen de nuevo.
9. Puedes repetir este proceso hasta que sientas que es hora de cerrar la meditación.

**EMPODERANDO CON REIJU A OTROS**

Indica al receptor que permanezca sentado, con las manos en posición Gassho.

Comienza con tus manos también en posición Gassho. Despeja y centra tu mente utilizando el símbolo DKM para ese fin.

Cuando estés listo, toca el hombro del destinatario para hacerle saber que comenzarás.

Levanta tus manos sobre tu cabeza con las palmas mirando hacia arriba y los dedos apuntando hacia afuera y permite que la energía de Reiki fluya a través de ellos.

Mueve tus manos en un movimiento continuo hacia abajo y delante del cuerpo del receptor, visualizando la energía de Reiki bajando a través de ellas y despejando su cuerpo desde su Chakra de la corona hacia abajo. Observe cómo con el fluir del Reiki, cada centro (Chakra) de energía se abre. Tus manos llegarán hasta casi alcanzar el piso.

Si lo deseas, puede moverse en áreas específicas o puedes trabajar en aterrizar la energía primero. Como tú vayas sintiendo.

Ahora, mantén posiciones para permitir que la energía de Reiki llene varios centros en el cuerpo del receptor. Observarás el flujo de energía y los centros claros y abiertos. Querrás mantener cada posición durante un mínimo de diez segundos.

## Sahasrara (Chakra de la Corona)

Levántate y coloca tus manos una encima de la otra, a unos centímetros sobre la cabeza del estudiante.

Observa el flujo de energía Reiki hacia abajo ya lo largo de su columna vertebral.

Observa el Chakra de la corona cuando esté lleno de energía.

## Ajna (Chakra del tercer ojo)

Mueve las manos delante de la cara del estudiante y forma un triángulo con los dedos índice y los pulgares. Sus palmas están mirando al estudiante y la ventana del triángulo estará delante del Chakra del tercer ojo.

Observa cómo llega el flujo de energía Reiki hacia el Chakra del tercer ojo.

## Vishudda (Chakra de la garganta)

Mueve tus manos hacia abajo y coloca una mano delante y la otra detrás de la garganta, mirando la energía de Reiki inundando el Chakra de la garganta del estudiante.

## Anahata (Chakra del corazón)

Baja tus manos y colócalas por delante y detrás del Chakra del corazón, inundándolo con energía Reiki.

## Manos

Juntando las yemas de tus dedos, muévelos arriba y alrededor de las manos del paciente, sin tocarlas. Deja que la energía fluya hacia sus manos, brazos y hombros.

Para finalizar, despega tus manos del aura del paciente, y lleva tus manos hacia el suelo para aterrizar la energía y cortar tu conexión con la persona.

## Conclusión

Puedes terminar, colocando tus manos en posición Gassho y dando gracias al universo por el trabajo energético realizado.

# 47. CONCLUSIONES Y QUIZ DEL NIVEL III DE REIKI

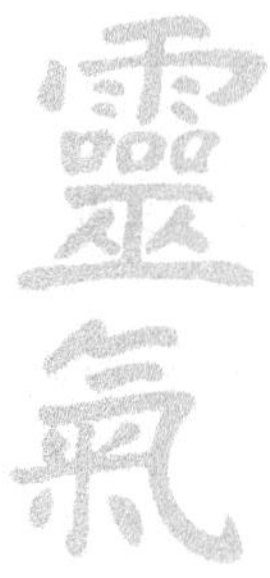

Resulta imprescindible en este momento del camino, recibir la tercera sintonización, para así canalizar apropiadamente la energía del Reiki. A continuación, te dejo el enlace a Youtube para que puedas realizarla.

Sintonización al Tercer Nivel de Reiki, con Isis Estrada
https://bit.ly/TerceraSintonizacionReiki

Cualquier duda sobre esta sintonización, puedes escribir a:
holosartsproject@gmail.com

El Nivel III es bastante denso en cuanto a metodologías de sintonización y técnicas avanzadas para alcanzar un nivel cuántico de curación. Puede resultar un poco pesado de asimilar, sin embargo un estudiante con gran vocación de servicio lo encontrará interesante, complejo y no podrá esperar ni un minuto más para practicar sus conocimientos.

Es preciso recordar que, más que fórmulas o procedimientos, lo importante es la intención. Si la intención y el deseo de ayudar a los demás son inquebrantables, los resultados serán precisos y definidos.

Mucha información seguramente retará el paradigma sobre el cual un practicante se respalda. La noción del tiempo y espacio, cuerpo, energía e identidad variarán. El Reiki se convertirá ya no únicamente en una forma de vida, sino en un vehículo para explorar conocimientos más profundos.

Un alma bondadosa, sin egoísmo, así como una disciplina férrea, construirán en el futuro maestro la fortaleza necesaria para adentrarse en caminos, hasta entonces inexplorados por él.

# QUIZ DE AUTOEVALUACIÓN DEL NIVEL III

1. **El Dai Ko Myo es...**
   a) Una técnica de Reiki avanzado.
   b) El símbolo del Maestro.
2. **¿Qué representa el Dumo?**
   a) El fuego en remolino del Kundalini.
   b) El Chakra de la Corona.
3. **¿Cuál es la forma más sencilla de sintonizar a otra persona?**
   a) La sintonización de corona a corona.
   b) Poniéndola a meditar.
4. **¿Por qué al final de una sintonización se requiere beber agua y/o lavarse las manos?**
   a) Por si el maestro tiene sed.
   b) Para romper la conexión energética entre maestro y estudiante.
5. **¿Es posible realizar una sintonización combinada de los niveles I, II y III?**
   a) Sí.
   b) No.
6. **¿Es posible realizar sintonizaciones a distancia?**
   a) Sí.
   b) No.
7. **Durante una sesión se puede experimentar...**
   a) Calor o frío.
   b) Visualizar escenas de vidas pasadas.
   c) Ver colores o imágenes.
   d) Todo lo anterior, y mucho más. O también una relajación. Cada experiencia es única y personal.
8. **¿Cuándo se puede realizar la sintonización por intención directa?**
   a) En caso de que una persona se encuentre muy enferma o discapacitada.
   b) No existe esa sintonización.
9. **¿Una técnica de Reiki Avanzado es...?**
   a) Programación Neurolingüística.
   b) Cirugía Cuántica.
10. **¿El empoderamiento por Reiju era practicado por el Dr. Mikao Usui?**
   a) Cierto.
   b) Falso.

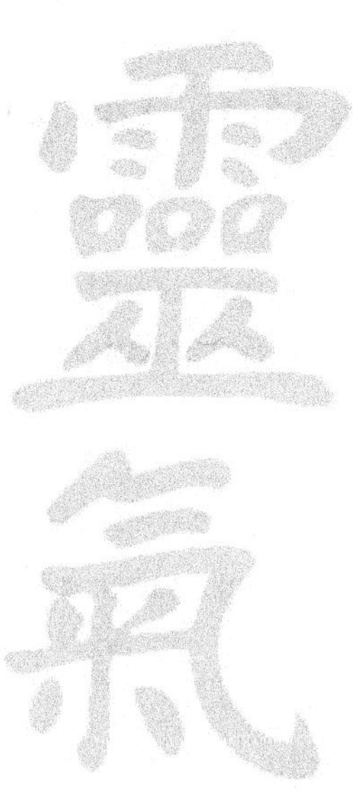

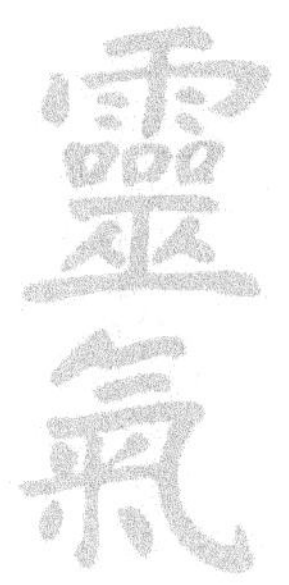

# 48. RECURSOS ADICIONALES
# PARA ENRIQUECER TU PRÁCTICA DEL REIKI

Una vez completa tu preparación dentro del conocimiento del Reiki, es muy probable que quieras aprovechar esta nueva senda de sabiduría para ayudar a otros a través de establecer tu práctica de Reiki con pacientes. Yo te recomiendo que cobres por tus servicios por muchas razones. En principio, existe una ley universal conocida como "amra" y significa que cuando ofreces un servicio, debes darle a la otra persona la

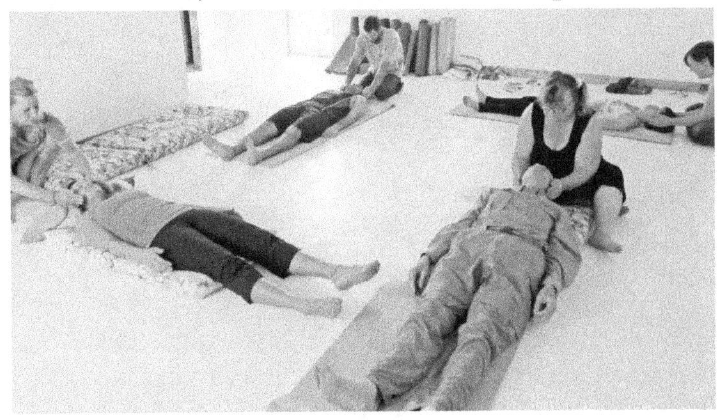

oportunidad de retribuirte y agradecer por tu ayuda, de manera que no le ocasiones una deuda kármica. Ésa, es la explicación mística, pero en este mundo físico, no podemos negar que todo cuesta: la renta, la luz, etc., Sobre todo tu tiempo. Si cobras una cantidad competitiva por tus sesiones, tendrás la oportunidad de dedicarle buena parte de tu tiempo al Reiki.

Ya sea en tu propio domicilio, o en algún lugar rentado, es aconsejable destinar un espacio privado, libre de ruidos o interrupciones, para que puedas atender a tus pacientes en total privacidad. ¿Qué es imprescindible para trabajar con el Reiki? Limpieza, orden, comodidad. El paciente debe sentirse confiado, y seguro de que pasará unos minutos de total relajación.

Aunque no es obligatorio pertenecer a una asociación de Reiki para llegar a ser Maestro de Reiki, yo recomiendo ampliamente unirse a una de ellas. De esta manera

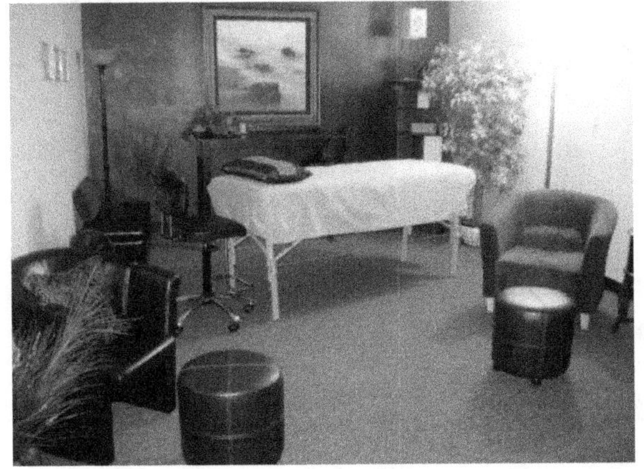

tendrás conocimiento de cursos, artículos relacionados, o libros relativos al tema; así como tener un medio para publicitar tu consultorio. No olvides siempre tener a la mano la legislación de tu país con respecto a la ley de trabajo; en algunos lugares el Reiki se considera una terapia, mientras que en otros, algo más pertinente a una sala de masajes. Infórmate, para que no tengas ninguna duda de que tu actividad está en regla.

La preparación nunca termina. Ahora que vas a culminar tu enseñanza como Maestro de Reiki puedes continuar hacia otras vías de especialización, como: Reiki para mascotas, Reiki con Cristales, Reiki cuántico, etc. Que tu curiosidad de conocimiento te guíe, en la búsqueda por ahondar en nuevos conocimientos.

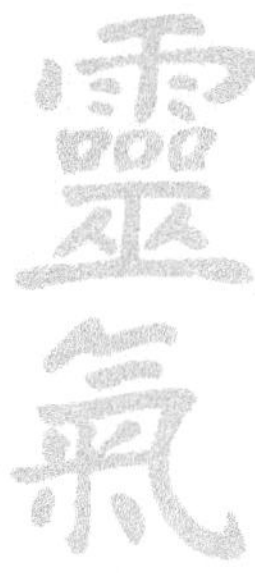



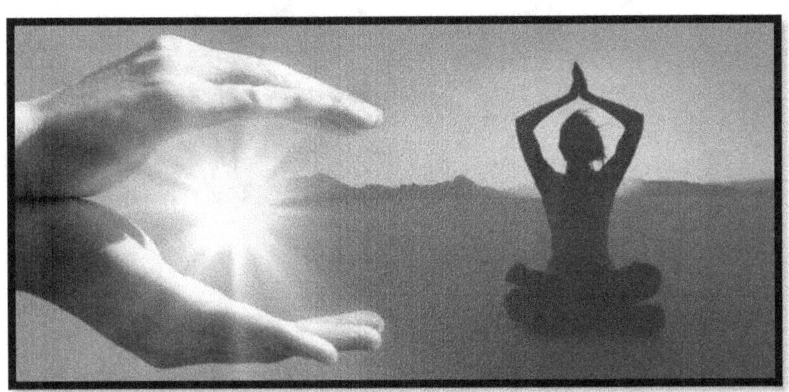

El Reiki es una energía, pero también es una forma de vida, una manera de pensar.

Mi mejor intención es que incluyas al Reiki en la manera en como sientes, en tu toma de decisiones, en cómo contemplas al mundo y a los demás.

Que sea tu nueva vía de conocimiento, y que extraigas de él sabiduría, salud, bienestar.

Atentamente, Isis Estrada, Master Usui Reiki Ryoho.

Paz profunda, y mis mejores deseos.

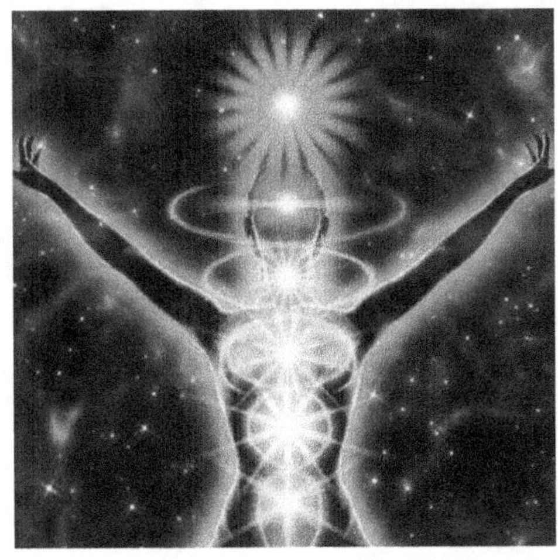

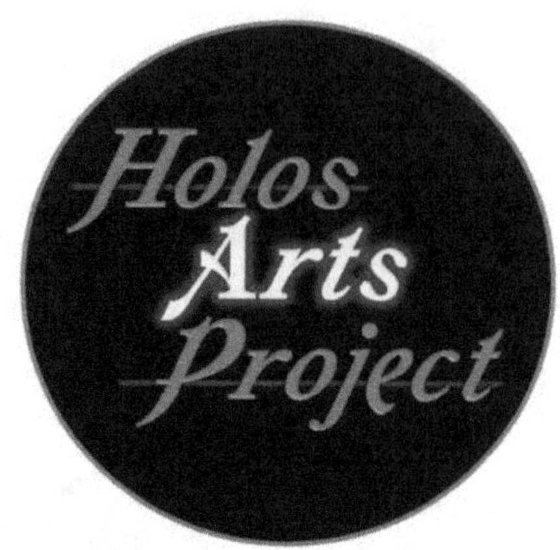

En Holos Arts Project estamos agradecidos por tu lectura del presente libro. Si el contenido te ha dejado satisfecho, puedes regalarnos una calificación en el sitio web de Amazon. Te invitamos a seguir en contacto con nosotros, a través de nuestra página de internet para tener conocimiento de las últimas novedades.

Página de internet:

https://www.holosartsproject.com

**Redes Sociales**

Facebook, perfil oficial: Holos Arts

Facebook, página oficial: Holos Arts Project

Twitter: HolosArts

Instagram: HolosArts

Youtube: Holos Arts Project

Correo electrónico: holosartsproject@gmail.com

# SOBRE LA INSTRUCTORA

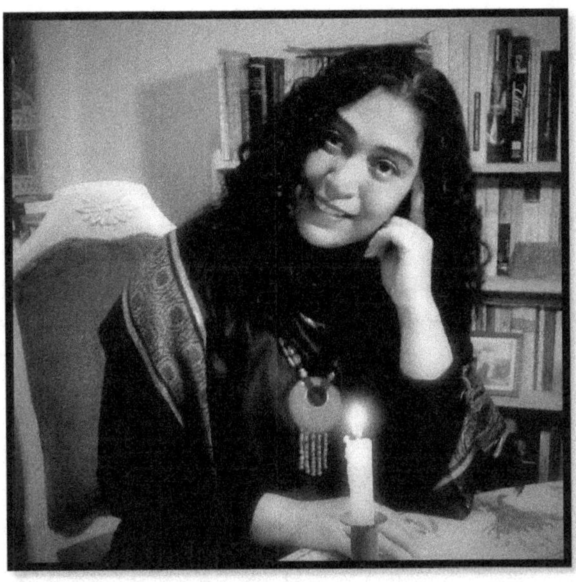

**ISIS ESTRADA**

Psicoterapeuta y autora, ha escrito varios libros de drama, cuento y poesía; así como libros sobre misticismo y terapias alternativas. Su formación académica incluye estudios de licenciatura en la Universidad de Minnesota, EE.UU., y una Maestría en Psicología Clínica en la Universidad Antonio de Nebrija, de España. Tiene también una carrera profesional interdisciplinaria en los campos de la danza, la literatura y la actuación dramática. Actualmente, divide su tiempo entre el escribir y el ayudar a sus pacientes presencialmente o en línea. Es Directora general del Centro de Terapias Alternativas "Sendero Místico" y miembro de "International Guild of Complementary Therapists", de Londres, Inglaterra.

# BIBLIOGRAFÍA


"Reiki: Energía vital universal"
Autor: Bodo J. Baginski y Shalila Sharamon
Año: 1988
Descripción: Uno de los primeros libros en Occidente que explica los fundamentos del Reiki y su aplicación práctica para la sanación energética.

"El manual de Reiki"
Autores: Larry Arnold y Sandra Nevins
Año: 1982
Descripción: Una introducción completa al Reiki, explicando su origen, principios y cómo aplicarlo como herramienta terapéutica.

"Reiki: El toque sanador"
Autor: William Lee Rand
Año: 1989
Descripción: Este libro presenta una guía práctica para practicar Reiki, con un enfoque en las técnicas tradicionales y su adaptación al contexto occidental.

"Reiki para principiantes"
Autor: David Vennells
Año: 1989
Descripción: Un manual introductorio que facilita a los principiantes entender y practicar los principios básicos del Reiki en su vida diaria.

"Tú puedes sanar con Reiki"
Autor: S.G.J. Ouseley
Año: 1977
Descripción: Una obra temprana que combina el conocimiento del Reiki con conceptos de sanación espiritual y meditación energética.

"El arte de la sanación espiritual"
Autor: Joel S. Goldsmith
Año: 1959
Descripción: Aunque no exclusivamente sobre Reiki, este libro explora principios espirituales y de sanación energética que influyeron en el desarrollo de prácticas como el Reiki.

"Manos de luz: Una guía para sanar a través del campo energético humano"
Autor: Barbara Ann Brennan
Año: 1987
Descripción: Un texto fundamental que, aunque no enfocado únicamente en Reiki,
aborda conceptos de energía y sanación relevantes para la práctica.

"El toque terapéutico"
Autor: Dolores Krieger
Año: 1979
Descripción: Este libro es una referencia clave en terapias energéticas, incluyendo
prácticas afines al Reiki, enfocadas en la conexión entre el campo energético humano y
la sanación.

# LECTURAS RECOMENDADAS PARA CONTINUAR EL CAMINO DEL REIKI

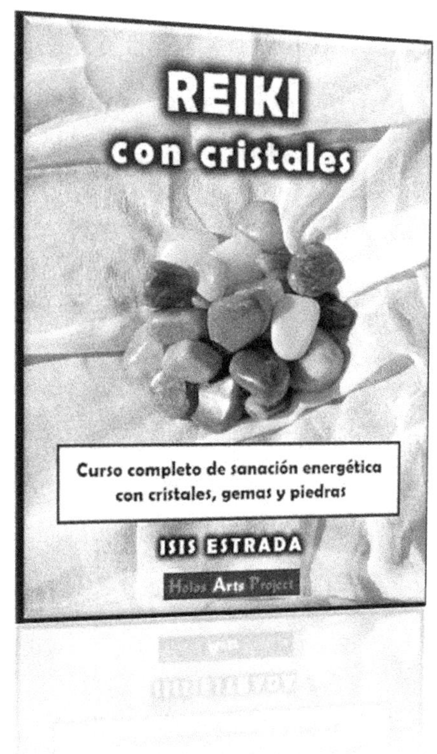



**Reiki con Cristales: Curso completo de sanación energética con cristales, gemas y piedras.**

Un libro que progresa desde los fundamentos, hasta las técnicas avanzadas en la aplicación de las propiedades de los cristales, en las sesiones de curación del Reiki. El libro incluye la sintonización de maestro de Reiki. Nota del editor: el libro impreso contiene más de 30 imágenes en blanco y negro, y diagramas explicativos; mientras que la versión Kindle lleva las imágenes a color.

https://www.amazon.com/Reiki-Cristales-completo-energ%C3%A9tica-cristales/dp/B0BYGQKDZY/

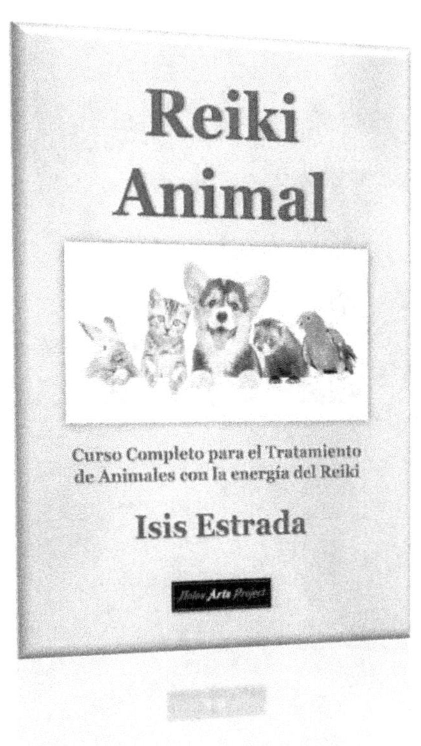

**Reiki Animal: Curso completo para el tratamiento de animales con la energía del Reiki**

Un libro dedicado a aprender la técnica para poder tener a nuestras mascotas sanas con la energía universal del Reiki. El libro incluye la sintonización de maestro de Reiki.

https://www.amazon.com/Reiki-Animal-Completo-Tratamiento-Animales-ebook/dp/B0C1BC1X2W

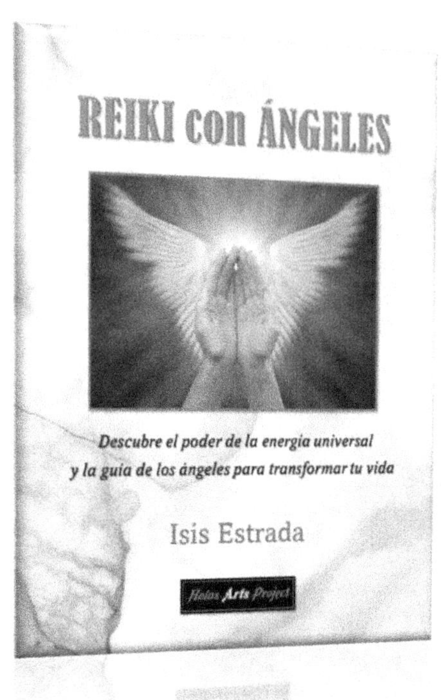



**Reiki con Ángeles: Descubre el poder de la energía universal y la guía de los ángeles para transformar tu vida**

En este fascinante libro, te embarcarás en un viaje hacia la sanación, la conexión espiritual y la elevación de tu ser a través de la combinación del Reiki y la guía amorosa de los ángeles El libro incluye la sintonización de maestro de Reiki.

https://www.amazon.com/Isis-Estrada-ebook/dp/B0CDY98FGK

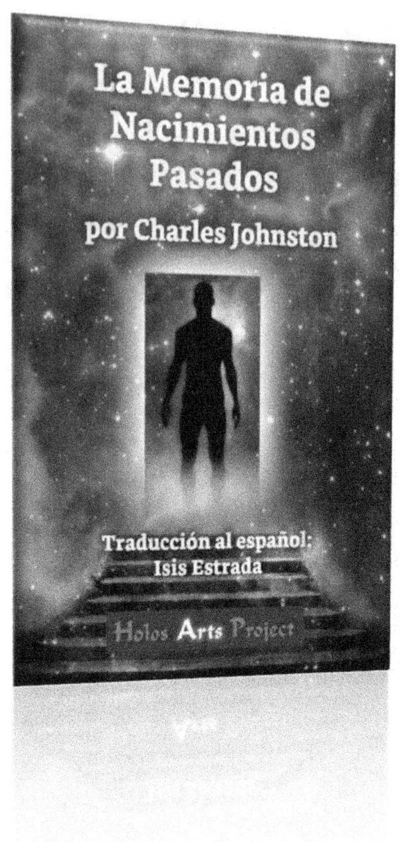


**La Memoria de Nacimientos Pasados, de Charles Johnston**

¿Existen las vidas pasadas? Y más importante aún: ¿Cómo recordarlas? Charles Johnston supo traer el conocimiento milenario adquirido durante sus viajes por el Oriente, y presentarlo en su propia época con mucho atino y certeza. Ahora, corresponde a nosotros no permitir que su trabajo se pierda, sobre todo cuando lleva entre sus letras una fuente inagotable de sabiduría de la que todavía estamos sedientos. Presentamos, pues, la primera traducción al español de *La Memoria de Nacimientos Pasados,* que estamos seguros formará parte de sus lecturas favoritas relativas al tema de la transmigración, o reencarnación del alma.

Adquiérelo en Amazon, en sus versiones impreso o digital

https://www.amazon.com/-/es/Charles-Johnston/dp/B08CPCBSRJ/

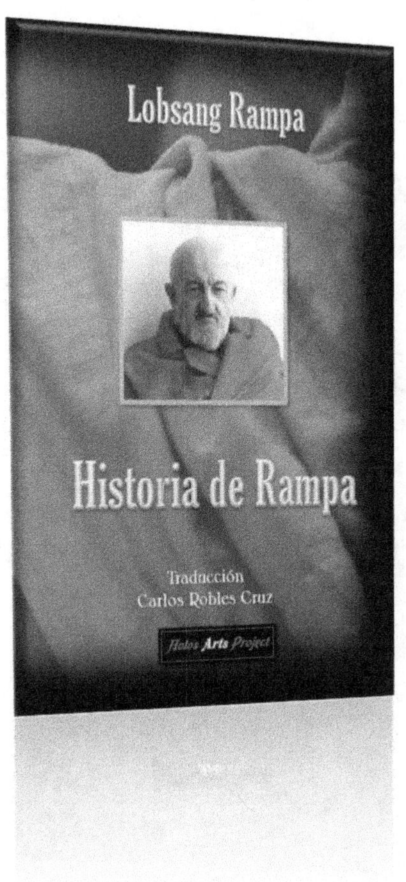


**Historia de Rampa, de Lobsang Rampa**

Historia de Rampa nos traslada por un recorrido emocionante de aventuras y enseñanzas en diversas épocas y lugares. Narrativa trascendente donde encontramos aspectos valiosos las enseñanzas tibetanas.

Adquiérelo en Amazon, en sus versiones impreso o digital

https://www.amazon.com/-/es/Lobsang-Rampa/dp/B08XFFPG87/

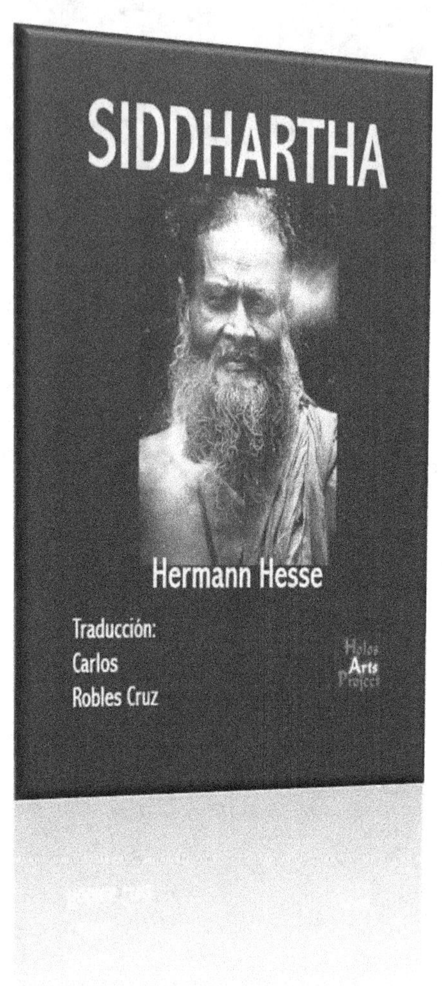


**Siddhartha, de Herman Hesse**

El personaje principal de esta novela, Siddhartha, está situado en la India profunda, en la misma época del iluminado Buda. De manera paralela a los grandes ascetas de su tiempo, Siddhartha sale al encuentro de su propia sabiduría, cambia de rumbo constantemente, pero siempre nos atrapa por el caudal de las reflexiones que recoge a lo largo del camino.

https://www.amazon.com/-/es/Hermann-Hesse/dp/172667228X/

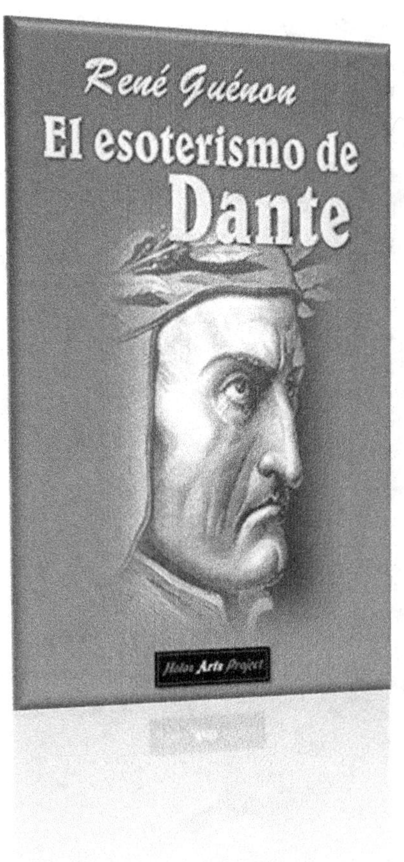

## El Esoterismo de Dante, de René Guenon

Guénon nos advierte desde el inicio que la Divina Comedia puede ser interpretada en diferentes sentidos. Por un lado, tenemos el sentido puramente literario y poético; por otro, encontramos el sentido filosófico-teológico e inclusive el sentido político y social. Sin embargo, René Guénon se ocupa de su sentido iniciático y metafísico.

https://www.amazon.com/-/es/Ren%C3%A9-Gu%C3%A9non-ebook/dp/B0981P5XTV

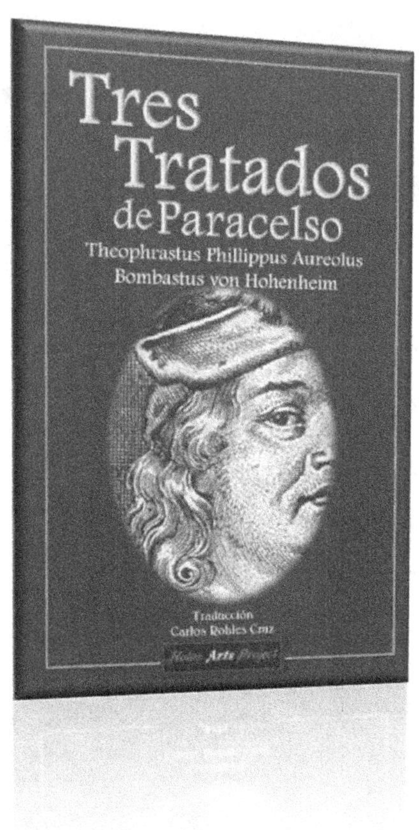

**Tres Tratados de Paracelso**
**Traducción: Carlos Robles Cruz**

Theophrastus Phillippus Aureolus Bombastus von Hohenheim, conocido como Paracelso, nació el 10 de noviembre de 1943 en Einsiedeln, Suiza. Alquimista, médico y astrólogo siempre inquieto por la investigación y la práctica destacó por sus habilidades de científico.

Contribuyó con información valiosa para la alquimia y aportó remedios y medicamentos para la cura de enfermedades colocándose así, como un médico moderno adelantado a sus contemporáneos.

De su extensa obra rescatamos: Tres Tratados, para ofrecerlos al lector ávido de conocimiento relacionado a la Alquimia y otros aspectos interesantes relacionados.

https://www.amazon.com/-/es/Theophrastus-Phillippus-Aureolus-Bombastus-Hohenheim/dp/B095J9XTVQ/

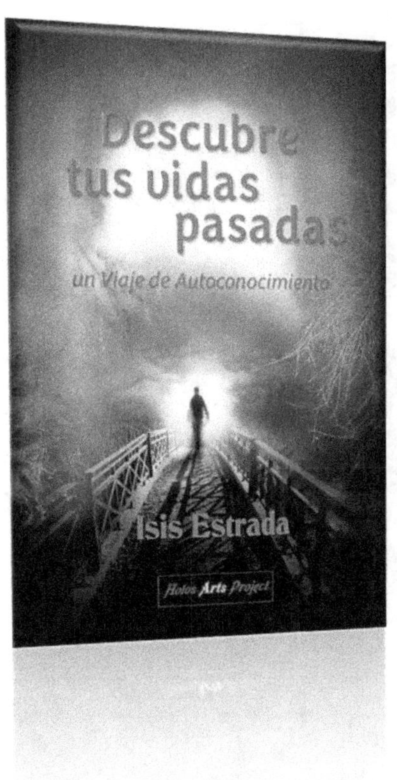

**DESCUBRE TUS VIDAS PASADAS:**
**Un viaje de autoconocimiento**

Esta publicación no es solo una obra teórica, sino también una invitación a la práctica. Cada capítulo contiene ejercicios, meditaciones guiadas y preguntas de reflexión que te ayudarán a profundizar en el estudio de tus vidas pasadas.

Adquiérelo en Amazon, en sus versiones impreso o digital
https://www.amazon.com/dp/B0CGKW9313?asin=B0CGKW9313&revisionId=c6cded37&format=1&depth=1

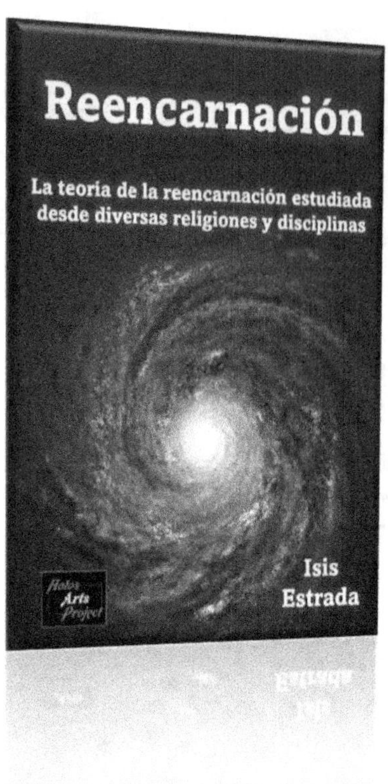

**REENCARNACIÓN:**
**La teoría de la reencarnación estudiada**
**desde diversas religiones y disciplinas**

A través de varios capítulos, el lector podrá conocer los orígenes, las interpretaciones y las implicaciones de la creencia en la reencarnación, para la aplicación en su propio bienestar mental, emocional y espiritual.

Adquiérelo en Amazon, en sus versiones impreso o digital
https://www.amazon.com/dp/B0CNWT6654